U0745555

中医经典文库

鲁 府 禁 方

明·龚廷贤　编

张慧芳　伊广谦　点校

中国中医药出版社

·北　京·

图书在版编目（CIP）数据

鲁府禁方／（明）龚廷贤编．张慧芳等点校．—2版．—北京：中国中医药出版社，2005.8（2024.10重印）
（中医经典文库）
ISBN 978 - 7 - 80089 - 033 - 8

Ⅰ．鲁…　Ⅱ．①龚…　②张…　Ⅲ．验方 - 汇编 - 中国 - 明代　Ⅳ．R289.348

中国版本图书馆 CIP 数据核字（2005）第 064279 号

中 国 中 医 药 出 版 社 出 版

北京经济技术开发区科创十三街31号院二区8号楼

邮政编码　100176

传真　64405721

北京盛通印刷股份有限公司印刷

各地新华书店经销

*

开本　850×1168　1/32　印张6.125　字数107千字

2008 年 9 月第 3 版　　2024 年10月第 4 次印刷

书　号　ISBN 978 - 7 - 80089 - 033 - 8

*

定价：25.00 元

网址　www.cptcm.com

如有质量问题请与本社出版部调换（010 - 64405510）

版权专有　侵权必究

服务热线　010 64405510

购书热线　010 89535836

书店网址　csln.net/qksd/

《中医经典文库》专家指导委员会

马宝璋　王士贞　王忆勤　王旭东　王庆其
王启才　王国才　王和鸣　王振国　邓中甲
田德禄　朱文峰　孙广仁　严隽陶　严世芸
李赛美　李曰庆　李忠仁　李任先　李　冀
邵冠勇　杨　进　吴富东　张玉珍　张其成
张廷模　张家礼　张登本　汪受传　沈雪勇
陆寿康　陈红风　范永升　林培政　周永学
段逸山　姜良铎　姜建国　施　杞　高学敏
常存库　梁繁荣　曾庆华　熊曼琪

《中医经典文库》编委会

总　主　编　王国辰
副总主编　张年顺　范吉平　吴少祯
　　　　　　李占永　华中健　芮立新
策　　划　华中健　张钢钢
学术秘书　刘　喆

《中医经典文库》专家顾问委员会

丁泽民　干祖望　于己百　于致顺　马继兴
王永炎　王自立　王灿辉　王洪图　王雪苔
王绵之　方和谦　邓铁涛　石学敏　史常永
朱进忠　朱良春　朱惠芳　任继学　刘祖贻
刘弼臣　许润三　许建中　汤益明　李今庸
李玉奇　李寿山　李连达　李经纬　杨春波
何炎燊　余瀛鳌　张　琪　张学文　张伯礼
张鸣鹤　张镜人　陆　拯　陈可冀　郁仁存
周仲瑛　尚天裕　柳长华　段富津　夏桂成
晁恩祥　倪珠英　徐景藩　郭子光　唐由之
黄鼎坚　曹洪欣　程莘农　傅　芳　焦树德
谢海洲　裘沛然　路志正　谭新华　樊正伦
颜正华　颜德馨

前　　言

中华医药源远流长，中医药理论博大精深，学说纷呈，流派林立，要想真正理解、弄懂、掌握和运用她，博览、熟读历代经典医籍，深入钻研，精思敏悟是必经之路。古往今来，凡是名医大家，无不是在熟读精研古籍名著，继承前人宝贵经验的基础上，厚积薄发、由博返约而成为一代宗师的。

故此，老一辈中医药专家都在各种场合呼吁"要加强经典学习"；"经典是基础，传承是关键"。国家有关行政部门也非常重视，在《国家中长期科学和技术发展规划纲要（2006～2020）》中就明确将"中医药传承与创新"确立为中医药领域的优先主题，国家中医药管理局启动了"优秀中医临床人才研修项目"，提出了"读经典，做临床"的口号。我们推出这套《中医经典文库》，也正是为了给广大中医学子阅读中医经典提供一套系统、精良、权威，经得起时代检验的范本，以倡导研读中医经典之风气，引领中医学子读经典、用经典，为提高中医理论和临床水平打牢根基。

本套丛书具有以下特点：①书目权威：丛书书目先由全国中医各学科的学科带头人、一流专家组成的专家指导委员会论证、筛选，然后经专家顾问委员会审核、确定，均为中医各学科学术性强、实用价值高，并被历代医家推崇的代表性著作，具有很强的权威性；②版本精善：在现存版本中精选其中的最善者作为底本，让读者读到最好的版本；③校勘严谨：聘请具有深厚中医药理论功底、熟谙中医古籍文献整理的专家、学者精勘细校，最大限度地还原古籍的真实面貌，确保点校的高质量。

在丛书出版之际，我们由衷地感谢邓铁涛、朱良春、李经纬、余瀛鳌等顾问委员会的著名老中医、老专家，他们不顾年迈，热情指点，让我们真切感受到老一辈中医药工作者对中医药事业的拳拳挚爱之心；我们还要感谢专家指导委员会的各位专家和直接参与点校整理的专家，他们不辞辛苦，兢兢业业，一丝不苟，让我们充分领略到中医专家的学者风范。这些都将激励我们更加努力，不断进取，为中医药事业的发展贡献出更多无愧于时代的好作品。

中国中医药出版社

2007 年 1 月

内 容 提 要

　　《鲁府禁方》又名《鲁府秘方》，是明·龚廷贤收集编写的。全书分为福、寿、康、宁四卷，按病证分为中风、伤寒、瘟疫、中暑、内伤、伤食等112门，按方剂性质分为通治、膏方、杂方3门，合计115门。搜集了内、外、妇、儿、五官各科的大量的丸、散、膏、丹、汤方，具有很高的临床实用价值。方剂诸门后，附载有部分医学伦理及养生内容。适合于中医医教研工作者及中医爱好者阅读。

点 校 说 明

《鲁府禁方》，又名《鲁府秘方》，四卷，明龚廷贤编于万历二十二年（1594年）。本书精选明代蕃府之一鲁府珍藏的秘方和名医龚廷贤多年收集的验方，具有很高的临床实用价值。

龚廷贤，字子才，号云林，别号悟真子，江西金溪人。父龚信，任太医院医官。廷贤幼承庭训，继承家学，博考历代医书，自《内经》以下，莫不穷源竟委。其贯通医理，临证每获奇效，名噪中州。曾任太医院吏目。撰述宏富，有《寿世保元》十卷，《万病回春》八卷，《种杏仙方》四卷，及《云林神彀》、《医学入门万病衡要》等。其中《寿世保元》、《万病回春》两书，自明迄今刊印不绝，影响深远。

《鲁府禁方》一书的编印，缘于龚廷贤治愈鲁王妃的重疴。明万历二十一年（1593年），鲁敬王朱寿镛之妃张氏患臌胀，日渐沉重，遍延诸医罔效。经曹州医官张省吾推荐，自大梁聘龚廷贤诊治获效。鲁王酬以千金不受，乃命刊刻所编医方，名《鲁府禁方》。又赐匾，题曰"医林状元"。

书中所收，为鲁府"所蓄秘方"及廷贤"素蕴珍奇"。按鲁王雅爱医药，平素即喜搜集秘方验方，所藏甚丰。龚廷贤以一代名医，见方之博，选方之精，自不待言。复经"选奇拔萃，删繁就简，分门别类"而成本书，其编选之审慎当无疑义。

全书分为福、寿、康、宁四卷，按病证分为中风、伤寒、瘟疫、中暑、内伤、伤食、痰火、咳嗽、齁喘、疟疾等112门，按方剂性质分为通治、膏方、杂方3门，合计115门。搜集了适用于内、外、妇、儿、五官各科的大量丸、散、膏、丹、汤方，包括较多单秘验方，且方多不见于诸书所载，十分珍贵而切合实用。每方详细记述其主治、药物组成、剂量、炮制、服法和禁忌等，应用方便。方剂诸门之后，附载人有百病、医有百药、延年二十箴、劝世百箴等，包含有部分医学伦理及养生内容。本书早在17世纪时即已传入日本。

本书版本不多。清乾隆间纂修《四库全书》时，所撰《四库全书总目提要》子部医家类存目中，著录有两淮盐政采进本，但未详为何本。《四部总录医药编》著录有明万历刻本，惜今已无存。刻本现今仅存日本庆安元年（1648年）小嶋弥龙卫门仿金陵书林摹刊本一种，但国内仅存三部，一般读者难得一见。又民国间，裘吉生将本书收入《珍本医书集成》印行。经过比勘，现存这两种版本，以日本摹刊本为优。为适应广大读者需求，今据中国中医研究院图书馆所藏日本摹刊本为底本，《珍本医书集成》为校本，重加校勘标点印行，以广流传。在点校工作中，改正了底本中的一些错字，并加注说明。原书中的某些药物所用俗字，则未加改动。书中还有部分咒语及封建伦理内容，相信读者能够鉴别取舍。对于点校中的错误，欢迎读者不吝指正。

张慧芳　伊广谦

序

余自袭封以来，恒念民间疾苦，每以济人利物为心，施药活民，盖亦久矣。第恨奇方未广，明医希觏，无能俾天下黎民无恙，此心恒歉歉然，愿为而未逮也，频年以来，博集奇方，殆今数载，续以成帙，什袭珍藏，世不多有。癸巳秋，缘余妃张氏，遘鼓胀之恙，以吾藩医，弗瘥，遂访海内明医，百药千方，曾无寸效，病势垂危，仓皇无措。有荐金溪明医龚子廷贤者，余特致书币，遣官抵大梁。聘至，询其所蕴，真儒医也。究其方脉，悉皆超迈群识。遂投一二剂，辄有奇效。以后药则时时进，而恙则时时愈。历冬迨春，恙已潜瘳矣。以吾藩医，余妃弗愈；俾海内诸医，余妃亦弗愈；而易龚子医余①妃，辄愈之。龚子之医，岂非天下医之魁乎！余嘉之以衔，奖之以匾，题曰"医林状元"。举国欣羡，咸谓古之卢扁，不是过矣。余思穷簷篳屋，设遘斯恙，遇②有医若龚子者，则病无弗瘳，否则望其生者难矣，今将所治验方，推而广之，以济天下有是恙者。

---

① 余　原作"愈"，据《珍本医书集成》改。
② 遇　原作"万"，据《珍本医书集成》改。

余闻龚子所著《医鉴》、《回春》、《仙方》、《神毂》四书，盛行于世，推其心仁且厚矣。兹今所蓄秘方，并渠素蕴珍奇，厘为四卷，题曰《鲁府禁方》。是皆百发百中者，悉附诸梓，愿与斯世斯民共焉。盖以施药限于一方，传方布于天下，欲起天下疲癃之民，咸跻于仁寿之域，庶几少慰余之素志云。

　　时万历甲午岁仲春之吉

　　　　　　　鲁王三畏书于存心殿

目　　录

卷一　福集

禁方括曰：

鲁蕃仁主，心同天地，忠孝贤明，精金美玉。时值饥馑，叠施赈济，积善累德，阴功普被。施药传方，弗忍私秘。特命良医，选奇拔萃，删繁就简，分门析类。不用切脉，问病投剂。药性平和，奏效奇异。屡施屡验，辄投辄愈，好生君子，依方修制，救急济贫，扶危苏剧。刊布天下，咸沾恩惠，国泰民安，功垂万世。

中　风

神仙夺命丹　治中风、痰厥、气厥，牙关紧，不省人事。

南薄荷叶一两　天南星汤泡透切片，姜汁炒，五钱　僵蚕三钱　南羌活五钱　荆芥穗二钱　川椒去目，一钱　辽细辛二钱　牙皂刮去皮弦，八两　石脑油真者二两　硼砂一两

上各制如法。将牙皂以上八味，共合一处，用好酸浆水四碗，入磁盆内浸药，春秋五日，夏三日，冬七日。临熬时，滤去滓，存净汁，入银锅或铜锅内，用桑柴火熬，以槐柳枝频搅。熬数十沸，方入石脑油、硼砂，再熬成膏，形如琥珀色，乘热摊于厚连四纸上，干

收贮。临用时，剪方寸一块，以温浆水溶化盏内，用二苇筒，吹入二鼻孔中，良久吐痰涎即省。若吹之太重，或药水太热，致鼻出血，勿惧，即饮淡盐汤一二口便止。

紫金锭子　专治男子妇人诸般风症，左瘫右痪，口眼歪斜，半身不遂，及破伤风。量虚实，轻者半锭，重者一锭，无灰黄酒研下，汗出即愈。避风，孕妇不可服。其效不可尽述。

鲜玄参去芦，四十斤　鲜地榆去芦，四十斤　鲜天麻十二斤　鲜草乌去芦，四十斤　全蝎洗去土、盐、足梢净，三斤　麻黄去根，四十斤　白面十斤　麝香真正净肉，三两

每年五月初一日采取鲜药。至初五日，先将玄参等四味用水洗净，切片碾压，取自然汁，入磁缸内，每日搅晒。至九月甲子庚申日，入全蝎，同碾为细末，入麝香拌匀。候麻黄四十斤，碾取细末，一半。其渣入锅内熬水，二三炷香，滤去渣，加入麻黄末及白面，打糊，搓成锭，用竹叶包裹，随症研服。

千金不换刀圭散　治男妇小儿诸般风症，左瘫右痪，半身不遂，口眼歪斜，腰腿疼痛，手足顽麻，语言蹇涩，行步艰难，遍身疮癣，上攻头目，耳内蝉鸣，痰涎不利，皮肤瘙痒，偏正头风，无问新旧，及破伤风角弓反张，蛇犬咬伤，金刀所伤，出血不止，敷贴立效。痔漏脓血，疼痛难禁，服之顿愈。

川乌　草乌并用水①泡，去皮尖　苍术米泔浸，各二两　人参　白茯苓去皮，各一钱半　两头尖一钱　甘草炙，一两半僵蚕隔纸炒，三钱半　白花蛇酒浸三日，弃酒火炙，去皮骨　石斛酒洗，各五钱　川芎　白芷　细辛　当归酒洗　防风去芦　麻黄　荆芥　全蝎瓦上焙干　何首乌米泔浸，忌铁器　天麻藁本各二钱半

上为细末，每服二分或五分，渐加至六七分，临卧酒调下。不饮酒者，茶亦可。服后忌多饮酒，并一切热物饮食，一时恐动药力。

牛黄紫金丹　治中风、暗风、痰厥、气厥，不省人事。

朱砂二钱　阿芙蓉一钱　沉香一钱　牛黄三分　广木香五分　冰片三分　麝香二分

上共为细末，人乳为丸四十数，阴干细嚼，用梨汁送下，每服一丸。如无梨汁，薄荷汤送下。或研碎灌之即醒。

治风内消丸　治男妇左瘫右痪，口眼㖞斜，半身不遂，语言蹇涩，手足麻木，行步艰难，遍身疼痛，神效。

川芎一两　干山药　白芷　甘松　防风各七钱五分草乌炮，去皮　当归　芍药酒炒　天麻　甘草　细辛　白胶香　牛膝去芦　两头尖各五钱　人参　木香各二钱

---

① 水　原作"火"，迳改。

上为细末，酒糊为丸，如樱桃大，每服一丸，细嚼，无灰黄酒送下。

华山五子丹　治左瘫右痪，遍身疼痛，三十六种风，二十四般气，胎前产后，腹胀咳嗽，气急伤风，痔漏，手足顽麻，遍身疮痒疹癫，五般痢疾，并血气风、血晕、血山崩、积聚、赤白带下，一切疾病，俱服之。此药生精补髓，安五脏，定魂魄，补下元，治虚损，壮精神，补血气，和容颜，其功如神。

当归　川芎　生地黄　熟地黄　川乌煨，去皮　白术　苍术酒浸三日，焙干　益智仁　五灵脂　桔梗　甘松　人参　白茯苓　白豆蔻各二两　天麻　陈皮　麻黄　滑石　川椒　甘草　白芷各一两　木香　丁香　沉香　乳香　没药　牛黄各二钱半

上为细末，炼蜜为丸，如樱桃大，每服一丸，细嚼，茶、酒、米汤任下。

祛风散　治中风口眼㖞斜，半身不遂。

白附子　僵蚕　全蝎各等分

上为细末，每服一钱五分，热酒调下。

牛黄散　治中风痰厥，不省人事，小儿急慢惊风。

牛黄一分　辰砂半分　白牵牛①头末，二分

上共研为末，作一服，小儿减半。痰厥，温香油

————————
① 牛　原作"中"。据《珍本医书集成》改。

下。急慢惊风，黄酒入蜜少许①送下。

寿星散　治痰厥不省人事。

腊月牛胆南星五钱　枯矾二钱　朱砂一钱

上共为末，每服一钱，茶、酒、姜水皆可送下。

治中风不语及打伤败血攻

枯矾为细末，弱人三分，壮人五分，黄酒调服，血从大便下，或口吐一二口即已。

治左瘫右痪半身不遂

用好麻四两，煅灰存性　朱砂二钱

上共一处研末，分作四服，黄酒送下。

治眼歪斜神方

当归　白芍　川芎　白术　茯苓　陈皮　半夏　枳壳　白芷　桔梗　僵蚕　天麻　防风　荆芥　细辛　黄芩　乌药　甘草　生姜

煎服。

通关散　治中风痰厥，昏迷，不省人事欲绝者。先用皂角、细辛等分为末，每用少许吹入鼻中，有嚏可治，随用吐法。

皂角末五分　半夏　白矾各三分

上为末，姜汁调服，探吐后，服对症药。

红白散　治中风痰厥，不省人事。

用辰砂、白矾各等分，三伏内装入猪胆内，透风处

---

① 许　原书脱，据《珍本医书集成》补。

阴干。每用一块，凉水研下。

伤　寒

伤寒金口诀

这伤寒，世罕稀，多少庸医莫能知。仲景《玉①
函》节庵泄，千金不易伤寒秘。方不同，法更异，四
时伤寒各有例。惟有冬月正伤寒，不与春夏秋同治。发
表实表两妙方，用在三冬无别治。真伤寒，真中风，表
实表虚各自中。表虚自汗脉浮缓，疏邪实表有奇功。表
实无汗脉浮紧，升阳发表汗自松。背恶寒，背发热，头
痛脊强一般说，俱属太阳膀胱经，有汗无汗须分别。有
汗表虚无汗实，脉浮缓紧胸中别。春夏秋，另有方，通
用羌活冲和汤。春温夏热秋治湿，随时加减细勘量。病
症与冬皆相似，浅深表里脉中详。脉有浮，脉有沉，半
浮半沉表里停。有力无力求虚实，或温或下细推寻。更
有汗吐下三法，当施当设莫留停。两感症，日双传，一
日太阳少阴连，肾与膀胱脉沉大，口干头痛是真原。二
日阴明与太阴，沉长之脉脾胃兼，目又痛，鼻又干，腹
满自利不能安。三日少阳厥阴病，肝胆脉息见沉弦，耳
聋胁痛囊踡缩，古人不治命由天。陶节庵，泄漏方，不
问阴阳两感伤，通用冲和灵宝饮，一服两解雪浇汤。更

---

① 玉　原作"石"。据《珍本医书集成》改。

明表里多少病，治分先后细推详。表病多，里病微，麻黄葛根汤最奇。表缓里急宜攻里，调胃承气急通之。寒中阴经口不干，身疼发热自下利。回阳急救汤最的。都言两感无治法，谁知先后有消息。结胸证候分轻重，双解六一二方觅。阳明症，不得眠，鼻干目痛是根源，柴葛解肌汤一剂，犹如渴急遇甘泉。耳聋胁痛半表里，柴胡双解立苏痓。腹又痛，咽又干，桂枝大黄汤可蠲。太阳发黄头有汗，茵陈将军汤独羡。无热自利是脏寒，加味理中汤最端。时行病症身大热，六神通解须当啜。小水不利导赤饮，下焦蓄血凭斯诀。一切下症并结胸，六一顺气分明说。身有热，头无痛，面赤饮水不下咽，庸医误认为热症，岂知心火泛上炎，自是戴阳多不晓，复元汤服得安然，身如朱，眼似火，发斑狂叫误认我，病在三焦无人识，三黄石膏汤最可。发斑之症先咳呕，耳聋足冷定无他。休发汗，愈斑斓，消斑青黛饮莫慢。劳力感寒症又异，调荣养胃金不换。内伤气血外感寒，莫与伤寒一例看。身出汗，热又渴，如神白虎汤最确。食积症，类伤寒，发热不恶寒，呕逆身不痛，头痛休疑痰，只消加味调中饮，气口紧盛休变延。小水利，大便黑，桃仁承气对子说。热邪传里蓄血症，血热自利病安逸。吐血衄血另有方，生地芩连汤最切。阴隔阳，难遍详，阴极发热面戴阳，欲赴井中脉无力，急救回阳返本汤。水不下咽瘀血症，加减犀角地黄汤。真中寒，真厥症，回阳救急汤连进。阳毒发斑脉洪数，三黄巨胜汤之症。再造饮治无阳症，重复发汗汗不定，如狂症，原无热，精采不与人相摄。热结膀胱休误下，桂苓饮子真奇绝。心下硬痛利清水，热结利症医莫测，又谵语，又作渴，身热黄龙汤莫错，口噤头摇名痉痉，如圣饮内抽添诀。痉后昏沉百合病，柴胡百合汤休越。亡阳症，过汗多，头痛振振病不和，筋惕肉瞤虚太甚，温经益元汤最和。男女劳复阴阳易，逍遥汤治脉沉疴。脚气症，类伤寒，禁用补剂与汤丸。暑中身热寒中冷，浮风湿热脉之端，便闭呕逆难伸屈，加味续命汤保全。撮空症，仔细认，休认风症误人命，循衣摸床为症验，叉手摸胸不识人，只因汗热相伤肺，升阳散火效如神。睡觉中，忽言语，梦寐昏昏神无主，汤粥与之虽吞咽，形如中酒多不举，心火克金越经症，泻心导赤汤急取。身热渴，不头痛，神思昏昏乱语言，小水不利大便黑，误投凉药丧黄泉，病传心肺夹血症，当归活血汤最玄。夹痰症，类伤寒，寒热昏迷头又眩，涎出口中为症验，七情内损伤之根，神出舍空乱语言，加味导痰汤可增。大头病，是天行，项肿恶寒热并煎，一剂芩连消毒饮，痰饮喉痹尽安痊。此是先贤千古秘，不是知音莫浪传。

升阳发表汤　治冬月正伤寒，头疼发热，恶寒，项脊强重，脉浮紧无汗，是足太阳膀胱经表症。若头如斧劈，身似火炙者，宜用此方。

麻黄　杏仁　桂枝　甘草　川芎　白芷　羌活　防风　升麻

用姜、葱、豆豉，水煎，热服出汗，汗出药止，勿多服。

疏邪实表汤 治冬月正伤寒，头疼发热恶风，鼻塞项脊强重，脉浮缓有汗者，太阳表症也。

桂枝 芍药 甘草 防风 川芎 羌活 白术

姜一片，枣二枚，水煎服。汗不止加黄芪，喘加柴胡、杏仁，胸中饱闷加枳壳、桔梗。

羌活冲和汤 治春夏秋非时感冒，暴寒头疼，发热恶寒无汗，脊强脉浮紧，此足太阳膀胱受邪，是表症。

苍术 羌活 防风 川芎 白芷 细辛 黄芩 生地黄 甘草

姜、葱煎，热服出汗。胸中饱闷加枳壳、桔梗；夏月加石膏、知母；有汗去苍术加白术；再不止去细辛加黄芪；如再不止，以柴胡加桂枝、芍药一钱，名神术汤；不作汗加苏叶。

柴葛解肌汤 治阳明身热，鼻干不眠，微恶寒，头痛眼眶痛，脉微洪，宜解肌，属阳明经病，其正阳明，别有治法。

柴胡 黄芩 葛根 芍药 羌活 石膏末 白芷 桔梗 甘草

生姜、枣煎服。本经无汗恶寒，去黄芩加麻黄。

柴胡双解散 治少阳经，耳聋胁痛，寒热痛呕而口苦，脉来弦数，属半表半里，宜和解。此经有三禁，不可汗、下、利小便也。

柴胡　黄芩　半夏　人参　甘草　茯苓　芍药

生姜、枣煎服。呕者加陈皮、竹茹、姜汁；痰多加瓜蒌、贝母；口渴加知母、石膏；心中饱闷加枳壳、桔梗；心下痞满加枳实、黄连；内热甚，错语心烦不得眠，合黄连解毒汤；小便不利，大便泄泻，合四苓散；挟热而利，加炒连、白芍药。

桂枝大黄汤　治太阴经，腹满痛，咽干而渴，手足温，脉沉实，此为太阳传经热症。

桂枝　大黄　芍药　甘草　枳实　厚朴

生姜煎，临服加槟榔磨水二匙入温服。

茵陈将军汤　治太阳腹满，身目黄，小便短赤，或不利，燥渴谵语，脉沉有力，此属湿热发黄，若形如火煤，摇头直视，出汗不流，环口黧黑者，不治。

茵陈　大黄　栀子　黄连　枳实　甘草梢　滑石末二钱

滚水煎，热服，以利为度。但头汗出，身无汗，小便不利，渴饮水浆，身必发黄，宜此药调下五苓散。

六一顺气汤　治伤寒热邪传里，大便结实，口燥咽干，怕热谵言，揭衣狂妄，扬手掷足，斑黄阳厥，潮热自汗，胸腹满硬，绕脐疼痛等症，或①代大小承气、调胃承气、三乙承气、柴胡大陷胸等汤之神药也。

柴胡　黄芩　芍药　枳实　厚朴　大黄　芒硝　甘

---

① 或　《珍本医书集成》作"可"。

草

滚水煎，临服入铁锈水二匙调服。

如神白虎汤　治身热，渴而有汗不解，或经汗过，渴不解者，脉来微洪。无渴不可服。

石膏　知母　甘草　糯米　人参　麦门冬　五味　山栀　天花粉

姜一片，临服入乌梅汁一匙服。心烦加竹茹；湿温症热不退，而大便溏者，依古方加苍术。

三黄石膏汤　治阳毒发斑，身如涂朱，眼珠如火，狂叫欲走，六脉洪数，燥渴欲死，鼻干面赤齿黄，过经不解，已成坏症。表里皆热，欲发其汗，病热不退，又复下之，大便遂频，小便不利。亦有错治温症，而成此症者。又治汗下后，三焦生热，脉洪谵语，昼夜喘息，鼻时加衄，狂叫欲走者。

黄连　黄芩　黄柏　山栀　麻黄　石膏　豆豉
生姜、细茶煎服。

三黄巨胜汤　治阳毒狂妄乱言，登高而歌，弃衣而走，面赤脉大有力，发斑黄，大渴，大便燥实，舌卷囊缩者，难治。此因毒入脏腑。

石膏　黄芩　黄连　黄柏　大黄　芒硝　枳实　山栀　甘草

姜、枣煎，热服。

冲和灵宝饮　治两感伤寒，头疼身热恶寒，舌干口燥，以阳先受病者，先以此汤导之。如阴先受病者，当先以六一顺气攻里下之。如里先下利，身体痛者，又当以回阳救急汤。

羌活　防风　川芎　生地黄　细辛　黄芩　柴胡
知母　干葛　石膏

姜、枣煎，临服加薄荷十片，煎一沸热服。中病即止。冬月去黄芩、石膏，加麻黄。

桃仁承气汤　治热邪传里，热蓄膀胱，其人如狂，小水自利，大便黑，小腹满痛，身目黄，谵语燥渴，为蓄血症，脉沉有力，宜此下尽黑物则愈。未服前而血自下者，为欲愈，不必服。

桃仁　桂枝　大黄　芒硝　甘草　柴胡　青皮　枳
实　芍药　当归

生姜、枣煎，临服入苏木二钱，煎二沸热服。

生地芩连汤　治鼻衄成流不止者，或热毒入深[①]，吐血不止者，并治。若见耳目口鼻并出血者，则为上厥下竭，不治。

生地黄　黄芩　黄连　犀角　茅根　甘草　人参
桔梗　山栀　当归

姜、枣煎，临服入捣韭汁墨磨一匙，调之温服。

消斑青黛饮　治热邪传里，里实表虚，血热不散，热气乘虚出于皮肤，而为斑也。轻如疹子，重如锦纹，重甚则斑斓皮肤。或本属阳，误投热药；或当汗不汗，

---

① 深　《珍本医书集成》作"营"。

当下不下；或下后未解，皆能致此。不可发汗，重令开泄，更加斑斓也。其或大便自利，怫郁短气，燥粪不通，黑斑，主不治。凡汗下不解，耳聋足冷，烦闷咳呕，便是发斑之候。

柴胡　玄参　黄连　知母　石膏　生地黄　山栀
犀角　青黛　人参　甘草

生姜一片，枣二枚煎，入醋一匙服。大便实，去人参加大黄。

加减犀角地黄汤　治烦躁①渴欲饮水，水入不下者，属瘀血在上焦，则邪热入里也。

犀角　生地黄　当归　黄连　苦参　枳壳　桔梗
赤芍药　红花

生姜一片煎，临服入藕汁二匙，如无韭汁亦可。

柴胡百合汤　治伤寒瘥后，昏沉发热，渴而谵语失神，及百合、劳复、食复等症。

柴胡　人参　黄芩　百合　知母　茯苓　芍药　鳖甲　甘草

姜、枣煎，临服入生地捣汁一匙，温服。

加味理中汤　治伤寒自受其寒，病直中阴经是也。初得病，无身热，无头痛，止有腹痛，怕寒厥冷，或下利呕吐不渴，脉沉迟无力。

人参　白术　干姜　肉桂　陈皮　甘草

---

① 躁　原作"燥"，迳改。下同，不另注。

姜三片煎，临服加木香磨一匙，入姜汁温服。

回阳救急汤　治伤寒初起，无头痛，无身热，便就怕寒，四肢厥冷，或过于肘膝，或腹痛吐泻，或口吐白沫，或流冷涎，或战栗面如刀刮，引衣踡卧，不渴，脉沉迟无力，即是寒中阴经真寒症，不从阳经传来。

人参　白术　白茯苓　附子　干姜　肉桂　陈皮半夏　五味　甘草

姜、枣煎，热服。呕吐涎沫，或有小腹痛，加盐炒吴茱萸；无脉加猪胆汁一匙；泄泻不止，加黄芪、升麻；呕吐不止，加生姜汁。

回阳返本汤　治阴极发躁，微渴面赤，欲于泥水井中坐卧者，脉沉迟无力，或脉伏者，不可服凉药。若误认为热症，而用凉药，死，不可复生矣。服热而躁不止者，宜再服，躁自定矣，决不可服凉药。

附子制　干姜　人参　肉桂　麦门冬　五味　茯苓甘草　童便

姜、枣煎，临服入蜜二匙，顿服之。无脉者加猪胆汁一匙，面赤者加葱七茎，呕者入姜汁炒半夏。

温经益元汤　治汗下后，头眩振振欲倒地，及肉瞤筋惕，或大汗后，卫虚亡阳，汗出不止，脉来无力。

附子　人参　白术　甘草　芍药　当归　黄芪　生地　干姜　肉桂

姜、枣、糯米炒，水煎温服。

如圣饮　治伤寒重感寒湿，则成刚柔二痉，头面赤，项强直，手足搐，口噤背张，与瘛疭同法。

羌活　防风　柴胡　枳壳　甘草　川芎　人参　白术　白芷　芍药

姜一片煎，临服入姜汁、竹沥各二匙温服。有汗去枳壳加桂枝，无汗去白术加麻黄，口噤咬牙加大黄，手足挛搐加当归。

六神通解散　治三月前后，感寒疫，头疼大热，恶寒体痛而渴，脉浮紧有力，无汗，年力壮盛之人，用羌活冲和汤恐缓，故用此。

麻黄　甘草　黄芩　滑石　苍术　细辛

生姜、葱白、豆豉煎，热服出汗。头痛甚加川芎，渴甚加天花粉，身痛甚加羌活。无头疼恶寒，反怕热者，大渴谵语，大便实，此热邪传里也，去麻黄、苍术，加大黄、柴胡、枳实。

加味调中饮　治伤寒夹食停寒①，亦有头痛身热，不恶寒为异耳，气口脉紧盛是也。

陈皮　枳实　青皮　厚朴　干姜　白术　砂仁　苍术　草果　甘草

生姜、炒萝卜子一撮，煎温服。

桂苓饮子　治伤寒初得，症无热②，狂言，烦躁不安③，精采不与人相当。不可认为发狂，而用下药，死

---

① 寒　《珍本医书集成》作"滞"。
② 症无热　《珍本医书集成》作"症无大热"。
③ 安　原作"妥"，据文义改。

者多矣。不知此因邪热结膀胱，名曰如狂症。

桂枝　猪苓　知母　泽泻　黄柏　甘草梢　滑石

生姜三片，灯心二十四茎，煎温服。

逍遥汤　治伤寒瘥后，发大热昏沉，错语失神，小腹绞痛，头不能举，足不能移，眼中生花，百节解散，热气冲胸，男子则阴肿，入小腹攻刺，妇人则里急，腰胯重，引腹内痛，此男女劳复，阴阳易也。

知母　人参　竹青　茯苓　甘草　生地黄　黄连滑石　猳鼠粪两头尖者十四枚

姜、枣煎，临服入烧裈裆末调服，阴头痛即愈矣。

黄龙汤　治伤寒下利，纯清水，心下硬痛而渴，谵语怕热者。

大黄　芒硝　枳实　厚朴　甘草　人参　当归

年老气血虚者去硝。

姜三片，枣二枚，煎之后，再加桔梗煎一沸。热服，以利为度。

调荣养胃汤　治有患头疼身热，恶寒体痛，脚腿酸疼，微渴自汗，脉浮无力，此劳力内伤气血，外感寒邪，名曰劳力感寒症。

黄芪　人参　白术　陈皮　当归　川芎　柴胡　羌活　防风　甘草

生姜、枣子、葱白煎服。

升阳散火汤　治伤寒热症，叉手摸心，寻衣摸床，谵语昏沉。此邪热乘于肺，元气虚不能自主，名曰撮空症，小便利者可治，不利者难治。

人参　当归　黄芩　柴胡　麦门冬　芍药　陈皮
甘草

姜一片，枣二枚，入金银首饰，煎之温服。有痰加
姜炒半夏。大便实而燥渴、谵语，加大黄。

再造汤　有患头疼身热，恶寒脊强，用汗剂二三
次，汗不出，此阳虚不能作汗，名曰无阳症。

黄芪　人参　桂枝　甘草　熟附　羌活　细辛　川
芎　白术　芍药

夏月去附、辛，加石膏。

姜一片，枣二枚，临服入童便，以助阳气。

当归活血汤　有患无头疼恶寒，止发大渴，口出无
伦语，此内伤血郁肝脾之症，使人昏迷，沉重错语，故
名挟血，如见鬼祟矣。

当归　赤芍药　甘草　红花　桂枝　干姜炒　枳壳
柴胡　人参　生地黄　桃仁泥二钱

姜一片，水煎温服。大便实而谵语，加大黄利之。

加味导痰汤　有患憎寒壮热，头疼迷闷，口出无伦
语，此内伤七情，以致痰迷心窍，神不守舍，故名挟
痰，如鬼祟矣。

茯苓　半夏　南星　陈皮　甘草　枳实　黄芩　黄
连　白术　桔梗

生姜一片，水煎，临服入姜汁少许。一方加人参、
瓜蒌仁。

泻心导赤饮　治伤寒渐变神昏不语，或睡中独语一二句，目赤神焦，将水与之则咽，不与则不思，形如醉人。此邪热传入心经，因心火上而逼肺，所以神昏，故名曰越经症。

山栀　黄芩　麦门冬　滑石　甘草　人参　犀角知母　黄连姜炒　茯神　灯草二十根

姜、枣煎，临服入生地黄汁二匙。

复元汤　有患伤寒，无头疼，无恶寒，身微热，面赤微渴，目无精光，口出无伦语，脉数无力，此汗下太过，下元虚弱，无根虚火泛上，名曰戴阳症。

熟附　黄连　甘草　人参　五味子　麦门冬　知母芍药　童便

姜、枣煎，临服入葱白二茎，捣汁调之，温服。

安神益志汤　治伤寒虚烦心惊，微热，四肢无力体倦者。又治六七日，别无刑克证候，昏沉不知人事，六脉俱静者，无脉欲出汗者。

柴胡　人参　麦门冬　知母　五味子　竹茹　茯苓远志　生地黄　当归　甘草　黄连姜炒

姜、枣煎服。

熊胆夺命散　治伤寒热极发狂，不认亲疏，燥热至甚，神效。

熊胆一分研末，凉水调服，立苏。

点眼圣仙方　治伤寒并大头瘟肿项、疟疾、痘疹等症。

人尿　猫屎　狗屎各一两。用黍糠二升，炒黄色，入前三味，制过，各净用六钱　山茨菰五钱　白犀角锉，七钱　羚羊角锉，七钱　火硝七钱　黄连去毛，六钱　血竭　没药各五钱

上共为细末，将小枣剖开去核，每一个入药末二分，合上，用针将枣刺遍眼，乌金纸包裹，入阳城罐内封固，打火线香一炷取出冷定，去枣上皮，每枣包连枣秤一钱研细，入好片脑三分，共研极细。如伤寒，点男左女右大眼眦，汗出即愈。如伤寒十二日无汗者，用药吹入男左女右鼻孔，汗出即愈。如阴症，瘟疫头项俱肿者，俱如上点，汗出即愈。驴马中结，点眼亦瘥。

年分散　治伤寒头疼身痛，发热恶寒，无汗。田承奉传。

雄黄南星半夏，川乌草乌朱砂，

更加一味白天麻，姜葱酒调送下，

伤寒无汗被盖之，万两黄金无价。

上俱生用为末，每服半分，出汗如神。

千金散　治症同前。张承奉传。

苦实去皮，用香油焙黄色，为末，每服三分。先吃绿豆汤一二钟，次将药用绿豆汤调服，再吃绿豆汤一二钟，汗即出，神效。

预防伤寒　韩典宝传

六月六日三伏时，采黄蒿阴干，冬至日捣为末，待正月初一日早晨，蜜水调，浑家大小各吃一口，一年不犯伤寒。

伤寒日久汗不出者

用梨一个，姜一块，同捣取汁，再入童便一碗，重汤煮，热服即汗。

瘟　　疫

神效清震汤　专治天行瘟疫，头面肿盛，咽喉不利，舌干口燥，憎寒壮热，时气流传，亲戚不相访问，染之多不救。若依此方服之，无不应验。

羌活一钱　荆芥　牛蒡子　防风　葛根　柴胡　赤芍　独活　白芷　前胡　川芎各八分　升麻　甘草各六分　薄荷七分

姜、葱煎，出汗。

内①府仙方　治肿项大头病。

僵蚕二两　姜黄　蝉蜕各二钱半

上为细末，合一处，姜汁打面糊为丸，每丸重一钱，小儿半丸，蜜水调服，立愈。

逼瘟丹

广零陵②香　小零陵香　苍术　茅香　藿香各八两　香附子　山奈子　川芎　藁本各四两　细辛　白芷　甘松　防风　远志各二两　檀香　沉香　降真香　樟脑　乳香　辰砂　焰硝　安息香　鬼箭草各一两　大皂角二十四个

---

① 内　原作"肉"，迳改。
② 零陵　原作"陵零"，迳改。

上为细末，水和丸，任意大小，黄丹为衣。

二圣救苦丸　治伤寒瘟疫，不论传经过经，俱可服。

大黄四两，切片，酒拌蒸　牙皂二两

上为细末，水打稀糊为丸，如绿豆大，每服三五十丸，绿豆煎汤，待冷送下，即汗而愈。众人病一般者，此瘟疫也。即服此药，汗出立已。

中　　暑

天水丸　治中暑身热，小便不利。此药性凉，除胃脘积热，治一切热病。

白滑石水飞，六两　大粉草微炒，一两

上为细末，生蜜捣为丸，如弹子大，井水化服一丸。

九似丸　治伏暑喝，变生诸症，头疼壮热似伤寒，寒热往来似疟疾，翻胃呕吐似膈气，大便下血似肠风，小便不利似淋沥，饮食无度似消渴，四肢困倦似虚劳，眼睛黄赤似酒疸，遍身黄肿似食黄。

舶上硫黄　白矾　玄精石　滑石石膏煅，江水浸一宿盆硝　甘草炙，各半两　寒食面一两

上为细末，滴水丸如弹子大，每服一丸，用热水一呷许，浸透其药，然后以姜汁、蜜各少许，先嚼芝麻，一捻咽下，不拘时服。

梅苏丸　治上焦热，润肺生津。

乌梅_{不拘多少，温水洗净，取肉半斤}　白砂糖_{半斤}

上为细末，入南薄荷头末半斤，再捣成膏，丸如弹子大，每用一丸，口中噙化，行路备之解渴，极妙。

千里水壶芦

白砂糖　白杨梅_{去核}　南薄荷　乌梅_{去核，各二两}　百药煎　天门冬_{酒浸，去心}　麦门冬_{酒浸，去心}　白檀香各一两

上为细末，炼蜜为丸，如樱桃大，每用一丸，噙化。

内　伤

参术膏　治饮食失节，损伤脾胃，劳役过度，耗伤元气，肌肉消削，饮食不进。

拣参_{去芦，二两}　白术_{去芦、油，八两}

上锉片，入砂锅内，水六碗，熬至二碗，滤取汁，再入水熬，如此四次，共得汁八碗，滤净去渣，将汁再熬至二碗，入蜜二两，再熬成膏，磁罐盛入，土埋三昼夜出火毒。每服二三匙，白米汤下，不拘时，任意服。

调和大补羹

大米　小米　糯米　薏苡仁　莲肉　芡实　山药
白茯苓各等分　白糖少许

上炒熟黄色为末，每日空心白滚汤，和羹食之。

伤　食

消滞丸　消酒消食，消水消气，消痞消胀，消肿消积消痛。

黑牵牛炒，取头末二两　南香附米炒　五灵脂各一两

上为细末，醋糊为丸，如绿豆大，每服二三十丸，食后淡姜汤送下。

消导平胃散　治饮食所伤，胸膈痞闷，肚腹疼痛。

苍术米泔制　陈皮　厚朴姜汁炒　神曲炒　麦芽炒　枳实麸炒　香附米　甘草

姜、枣水煎，温服。伤肉食加山楂，腹痛加莪术，恶心加砂仁，有痰加半夏，伤酒加姜炒黄连、干葛。

健脾丸

枳实一两，麸炒　白术三两，麸炒　陈皮二两　神曲一两，炒　木香五钱　半夏姜制　黄连炒　黄芩炒　厚朴姜制　当归酒洗　香附子去毛　大麦芽炒　白芍酒炒　白茯苓去皮，各一两　川芎五钱

上为细末，用荷叶煮，糯米糊丸，如桐子大，每服四五十丸，食后白米汤下。

痰　火

神异痰火膏子

生地黄四斤　熟地黄　核桃肉　红枣肉　莲肉　柿霜　山茱萸去核,各一斤　甘枸杞　胡黄连　人参　知母贝母　银柴胡　诃子肉　牡丹皮　地骨皮　山药　黄芪黄芩　黄柏　陈皮　白沙参　杏仁去皮尖　桔梗　黄菊花　五味子　白芍　栀子　香附　松花　天门冬去心麦门冬去心　厚朴姜炒　枳壳去瓤　当归　白术去芦　桑白皮　天花粉　瓜蒌仁　白茯苓　乳香　没药　玄胡索玄明粉　鹿角胶　粟壳　柏子仁以上四十味各四两　梨汁五斤　藕汁二斤　五加皮六两

上用甜水一大锅，将生熟地黄煮熬，稠水十碗，收起。又用水一大锅再煮熬，待稠浓，收十余碗汁。将二黄用冷水磨，细绢袋滤渣。将煎调药下锅，用水一大桶，煮一次，收水十碗，如此将药煮熬五次，取水五十碗。将煎煮二黄汁，投入诸药汁和匀，仍再将水用细绢袋滤净，止用净药水，下铜锅，以文武火熬成膏子，下蜂蜜五斤，再熬一二沸时，下松花、玄明粉、白矾、乳香、柿霜、梨、藕，已成膏子熟美，用磁罐盛之，勿令泄气。每日早用三钱，以滚水和食，不拘食之前后，永无痰火。仍将诸药渣为末，炼蜜为丸，如桐子大，每服五十丸，不拘时，滚水送下。

法制陈皮　食之清气化痰，甚妙。

广陈皮一斤　青盐　五味子　甘草各四两　山茱萸去核　乌梅去核,各二两

将陈皮在温水浸一宿取出，将内白刮去晒干，将青

盐等五味，置砂锅底，陈皮在上，水可满陈皮，用文武火烧干，止用陈皮，任意嚼下。

治痰火

广陈皮_{四两}　甘草_{一两}

二味盐水炒黑色为末，加玄明粉二两，神曲糊为丸，绿豆大，每服五十丸，食后茶下。

钓痰仙方

硼砂　白矾_{半生半枯}　磁青_{上细磁打下，青研极细}　青礞石_{煅红，淬生姜汁内，各一钱}　瓜蒂_{五分}

共研极细末，每用二厘，薄荷浓汤调入鼻内即愈。

秋露白　治痰火。

经霜丝瓜，自根至蔓，留尺五长断，余藤不用。将断蔓就地脉接水二日，用瓶罐扎严埋地，不要漏土。每一料，盛者可取二碗水，小者亦取得水一碗，共埋地下。临用痰火甚者二两，轻者一两，以麦米白糖化，对甜为则。缓化糖连瓜水重汤炖，取下露一夜，一气饮之。急则煮化放冷饮下，即消痰利膈。如米糖无，以白砂糖亦好。

瓜蒌膏　治上焦痰火如神。

青嫩瓜蒌洗净，切片捣烂，用布绞取汁二碗，入砂锅内，慢火熬至一碗。加真竹沥一小盏，白蜜一碗，再熬数沸，磁罐收贮。每用一小盏，倾茶瓯中，白滚汤，不拘时服。

咳　　嗽

治咳嗽方

清油一两　蜜三两　生姜自然汁三两　诃子皮　白矾各五钱

慢火熬黑如漆，空心服二匙，最效。

治咳嗽如神

槐花　杏仁去皮另研，各四两　人参五钱，为末

上为末，炼蜜丸，龙眼大，每一丸，临卧嚼化下。

治寒热久嗽方

川芎　官桂　薄荷　细茶各等分

上为末，用茶罐一个，盛火在内，以药末些须散入内，烟起即用书本覆上口，烟从罐嘴出，患人用口吸烟咽之，米汤随即压下，神效。

治咳嗽

桑白皮一两　枯白矾五钱

上为末，面糊为丸，如梧子大，每服五十丸，食远淡姜汤下。

治咳嗽

杏仁去皮尖　胡桃肉去皮，各等分

上二味研为膏，入蜂蜜少许，每服一匙，临卧姜汤调下。

治肺热咳嗽久不愈者

用石膏火煅红为末，每服二钱，食远用蜂蜜水调下。

治喘嗽

萝卜子二两蒸熟，皂角烧存性为末。每服二钱，蜜水调下。

治喘嗽

杏仁去皮尖童便浸，一日一换，半月取出，焙干，研如泥。每服一指顶大，薄荷蜜水一匙，水一钟煎半钟，食后服。

治痰嗽

用黄熟瓜蒌一个，取出子若干数，照还去皮杏仁于内，火烧存性，醋糊为丸，如梧子大。每服二十丸，临卧时白萝卜汤送下。

治久嗽

川椒一百粒，去目为末，杏仁一百粒，去皮尖，小红枣五十枚去核，共捣如泥，丸如小枣大。每服一二枚，临卧时，细嚼咽下。

治吐脓血咳嗽

半夏二两，先用白矾滚水浸十日，再生姜汁浸五日，阴干为末，甘草二两，熬汁为丸，如樱桃大。早晚噙化一丸，神效。

治痰嗽神效方

生矾　枯矾各五钱　槐子炒，一两　辰砂三钱

上为末，醋糊丸，如梧子大。每服三十丸，姜汤

下，日三服。

治咳嗽吐脓乃肺伤也

知母　贝母　白及　枯矾各等分

上研细，每服三钱，生姜三片，嚼服。三五服后，即已。

齁　喘

治喘嗽

半夏　麻黄　石膏　杏仁去皮尖　细茶　甘草　川芎少许　粟壳少许　淡豆豉

锉生姜三片，水煎服。

治齁喘

千叶雌①　雄黄　牛黄　片脑各一分

上为末，面糊丸，如绿豆大。每服一丸，临卧温茶送下。

疟　疾

寒鼻丹　治疟疾。

草乌一个　巴豆三个　胡椒七个　枣二个

上四味为末，枣肉为丸，如梧桐子大。每用一丸，

---

① 千叶雌　雌黄之别名。

绵花裹，男左女右，塞鼻孔中，于未发之先。

治疟疾方

木鳖子七个,炮过去壳,刮去贴肉绿皮　全蝎七个,去头足,焙干槟榔结实者佳　广木香　砂仁　草果火炮　知母去皮毛　贝母去心, 各一钱五分①

为末，每服一钱五分，烧酒送下。

龙虎丹　治疟，端午午时制。

龙骨　虎骨

等分，为末，水丸，如弹子大，朱砂为衣。临发日，预握男左女右手心内即止。

截疟丹　治诸疟。

端午日，以独蒜不拘多少，捣烂，入好黄丹，研匀，干湿得所，搓作丸，如龙眼大，晒干收贮。但疟疾发一二次后，临发日鸡鸣，以一丸略槌碎，面东，井花水下。

治疟疾仙方　不拘年月新久。

柴胡　黄芩　乌梅　草果　桂皮　槟榔　干姜　知母各一钱　陈皮　半夏各一钱二分

寒多干姜二钱，热多知母二钱。

酒水煎，空心服。

----

① 一钱五分：《珍本医书集成》作"一两五钱"。

痢　疾

治痢不拘赤白

白萝卜捣取汁，与蜂蜜调①对服，三四匙即愈。

治血痢

用苦参炒为末，每服半钱，米汤调下。

治白痢

肉豆蔻面包煨过，入乳香一粒，为末。每服二三分，米汤调下。

治噤口痢不思饮食

莲肉不拘多少，为细末。每服二钱，蜜水调下。

又方　糯米半升，入生姜汁，浸炒为末，每服三钱，白汤调下。

椿根散　治痢疾如神。

椿根白皮二两　松花面　地榆　荷叶蒂约四指长，各一两

上和匀为末。若白痢白糖调服，红痢黑糖调服，立止。

妙应散　治远近痢疾。

用男左女右旧草鞋一只，取中心一寸许，烧存性，为末，用黄酒调服，或井花水亦可，立止。

---

① 调　原作"停"，据《珍本医书集成》改。

治下痢噤口不饮食

黄鸡一只，制如食法，以炭火炙之，盐、醋、椒末搭之，炙令香，熟食。患人在侧，闻香即食其肉。

治久痢

酸石榴皮一个劈破，火烧黑灰为末。每服二钱，不拘时，米汤调下。作丸服亦可。

治赤白痢疾久不止者神效

乌梅六七个，烧存性，为末，空心黄酒调，一服见神效。

久痢神方

鸦片五钱　牛黄　冰片　麝香各三分半　木香　沉香朱砂各二钱　乳香　雄黄各一钱

上为细末，烧酒为丸，如绿豆大，朱砂为衣。每服一丸，空心服。白痢井水下，红痢黄连水下，水泻米汤下，忌醋、茄子菜，赤白痢井水下。

泄　　泻

治大人小儿脾虚泄泻方

丁香　木香　陈皮　甘草炒　白术去芦，土炒　泽泻茯苓去皮　藿香　厚朴姜汁炒　冬瓜仁去壳　白芍酒炒，各等分

上为末，炼蜜为丸，如鸡头子大。每服一二丸，米汤或淡姜汤下。

万补丸　治脾胃不和，溏泄晨泄，一切脾气不足。治男子遗精，女人赤白带下尤妙。

苍术八两　厚朴去皮　陈皮各五两　甘草　小茴略炒，各三两

上为末，听用。将牙猪肚一个，莲肉为末半斤，将猪肚擦洗极净，入莲肉末于中，线扎住，用猪腰二个同煮，用童便煮，极烂为度，取出捣如泥，和前药再捣极匀为丸，如梧子大。每服七八十丸，姜汤送下，白水亦可。

金丹散　治水泻。

箱壳子不拘多少，炒去刺，黄色为末。每服三钱，姜汤调下，小儿服一钱半即止。

霍　　乱

顺逆丹　治霍乱上吐下泻，伤食腹胀。

白术去油、芦，土炒　白茯苓去皮　陈皮　厚朴去皮，姜炒泽泻各一两　猪苓八钱　苍术米泔浸炒，一两五钱　神曲炒麦芽炒，各七钱　砂仁三钱　木香二钱　甘草炙，五钱

上为末，炼蜜为丸，如龙眼大。每服一丸，滚水化下。

秘方　治霍乱吐泻。

干姜、胡椒、胡黄连各二分　绿豆粉五分

上为末，每三分，沸汤点服。治霍乱吐泻转筋，筋

粗大如桃李，挛缩，痛不可忍，秋菊叶煎汤，饮之即效。

青　筋

白虎丸　治青筋初觉，头疼恶心，或心腹、腰背、遍身疼痛，憎寒壮热，不思饮食。此瘀血上攻，即进一服，当时血散。若遇三五日，青筋已老，多服亦效。及妇人崩漏带下，久患赤白痢疾；或打扑内损，血不能散。

古矿灰_{不拘多少，杂色泥土，为末，水飞晒干}

上为末，水糊为丸，如梧桐子大。每服三五十丸，温烧酒送下。看病轻重，加减丸数。

翻　胃

噎食方

皂矾　黄糟_{正发者，控干，各二两}　硼砂　硇砂各一分半

俱拌在前二味内，装入老酒瓶内，封固令干。先文后武火煨半日，取出。利就三钱作三服，先一服将药末放舌上，即用酒送下；第二服以酒调作一硬块，放舌上，亦用酒送下；第三服亦用酒调服。连三服，一日服尽，立愈。

治五噎如神

雄黄　五灵脂各五钱

上为末，黑狗胆丸，如梧桐子大。每服七丸，靛缸水送下。

又方

螺蛳二升，米泔浸一宿，去螺取水澄，取泥焙干为末，酒下，忌一日饮食不吃，如神。病重加一服。

治翻胃

胡桃肉　旧铜钱　蜂蜜各五钱

上捣三千下，丸如弹子大。噙舌下，不可嚼，待消自化下，即愈。若随食随吐者，加珍珠末二分。

又方

干糟六两　生姜四两　甘草炙，二两

为末，同捣作饼，焙干为末。每服二钱，用盐汤调下。

魏灵丹　治噎食转食痞疾。

真阿魏　五灵脂各等分

上为细末，用黄狗胆汁为丸，如绿豆大。每服五七丸，小儿三丸，白滚汤送下，有痰姜汤下。忌生、冷、葱、蒜、鱼、面。其中满中窄，奔豚伏梁，肥气癥瘕，十常八九有效。

治翻胃

用枣一枚去核，裹全斑蝥一个，湿纸包，慢火煨熟，将斑蝥弃之，用枣。细嚼，空心米汤送下。

又方

用甘蔗汁七升，生姜汁一升①，二味和匀，分作二服，效。

又方

用黑驴尿一钟，服之即愈，有虫吐出。

又方

五月五日，山里去处寻野人肝即人大便是也，用真阿魏等分为细末，空心用生姜薄片药食之，其效如神。

治翻胃转食

用干柿饼三个，连蒂捣为细末，酒调服，如神。

咳　逆

七粒散　治咳逆。

柿蒂七个，焙干为末，黄酒调下，立止。外用雄黄二钱，酒一盏，煎至七分，急令患人嗅其热气即止。或有硫黄、乳香等分，酒煎，嗅之亦可。

嗳　气

南极丸　治胃中有火有痰有郁，作嗳气。

南星汤泡透，切片，姜汁浸炒　半夏同上制　软石膏　香

---

① 甘蔗汁七升，生姜汁一升　原作"甘蔗七升汁，生姜一升汁"，据《珍本医书集成》改。

附子童便浸，炒　栀子炒，各等分

上为细末，水打神曲糊为丸，梧子大，每服五七十丸，临卧姜汤送下。

吞　酸

茱连丸　治郁积，吞酸吐酸。

苍术米泔水浸，炒　陈皮　白茯苓去皮　半夏汤泡透，切片，姜汁炒，各一两　黄连姜炒，一两半，夏月倍用　吴茱萸炒，冬月倍用

上为细末，蒸饼水打稀糊为丸，如绿豆大。每服三十丸，食后姜汤下。

嘈　杂

三圣丸　治嘈杂

白术去油、芦，四两　红陈皮一两　黄连姜汁炒，五钱

上为末，神曲糊为丸，如绿豆大。每服五十丸，津液下，或姜汤半口亦可。

七　气

交感丹　治一切公私拂情，名利失志，抑郁烦恼，七情所伤，不思饮食，面黄形羸，胸膈痞闷、疼痛等

症。

南香附米一斤，长流水浸三日，砂锅炒干为末　白茯神去皮、木，为净末，四两

上搅匀，炼蜜为丸，如弹子大。每清晨细嚼一丸，白滚汤下，陈皮汤亦可。

神仙一块气　治诸气食积，及噎膈痞满，胸胁刺痛，癥，疝气，并皆治之。

青皮　陈皮　三棱　莪术　香附童便炒，各一两　神曲　麦芽　白丑头末　槟榔　萝卜子　郁金　黄连各五钱　枳实三钱　皂角　百草霜各二钱半

上为末，面糊丸，绿豆大。每三十丸，视疾之上下，为食之先后，热酒，姜汤任下。

痞　满

枳术丸　治心下坚如盘。

枳实一钱，麸炒　白术三分

水一钟，煎至七分温服。

治气结聚心下不散

用桃树上不落干桃子三两为末，每服二钱，空心温酒调下。

香砂枳术丸　治脾胃虚弱，饮食减少，胸膈痞闷宜服之。

枳实尖，炒，一两　白术二两　香附子各五钱

为末，汤浸蒸饼为丸，如桐子大。每服三十丸，食远白汤下。

劳　瘵

治劳嗽吐脓血

款冬花一钱四分　藕节六分

上共锉，为一罐内，铺灰火，上放熟炭四五块，将药全放火上，用布围罐口，病人以口鼻受烟气入腹，每日清晨一次，不过三次愈。

治劳疾眠阳方

鳖头一个　麻黄根二两

皮硝以水煮一炷香，取出麻黄根，切碎晒干。鳖头用面包煨熟焦，去面。将此为细末，以皮硝水打面糊为丸，如绿豆大。每服三十五丸，无根水送下，自然安眠。任意食肉饮酒，不可用烧酒。宜十全大补汤调治。

治阴虚火动发热咳嗽痰喘

人乳一盏　童便白者一钟　竹沥半盏　姜汁二匙

上四味，合一处入磁碗内，重汤煮熟，空心一服，午间一服，晚上一服。

治传尸劳瘵及传染灭门者

用鳗鲡鱼，白水煮食之，用骨烧烟，熏病人断根。

治劳瘵好食诸物而有劳虫者

用猪心肺一付去胆，用白茎蔰①麻子仁一两，石膏一钱，乳香、没药各三分，葱白三根，用酒研烂，灌入肺管内，用河水五十斤，桑柴五十斤，文武火煮干水为度，限三日吃完。如肺吃不尽，作丸用之，神效。

八珍膏　治劳瘵。

用梨汁、萝卜汁、藕汁各一碗，柏枝捣烂，用童便熬浓汁一碗，稀一碗，乳汁一碗，共熬成膏，再入知母、黄柏各二两，为末，入膏搅匀。每服二茶匙，白水送下，其疾自愈。

清肺饮　治男子阴虚火动，发热咳嗽，吐血盗汗，痰喘心慌。

当归　白芍　生地　麦门冬　生知母　贝母　紫菀
前胡　黄连　五味子　地骨皮　人参　甘草各等分

水煎，入童便一钟同服。

滋荣健脾丸　治阴分不足，四肢倦怠，脾气不能布化，或五心烦热，盗汗，将成劳瘵，或大病后羸瘦，一切不足之症。

白术六两　白芍炒　白茯苓各五两　当归酒洗　橘红
各四两　川芎三两半　甘草蜜炙，三两　生地酒浸　麦芽炒
枳实麸炒　山楂肉蒸　黄连姜炒，各二两半

上为末，酒糊丸，如梧子大，每服七八十丸，白水下。

---

①　蔰　原作"草"，迳改。下同，不另注。

失　　血

清火凉血汤　治吐血，一服立已。

当归尾酒洗　赤芍药酒洗　生地黄酒洗　百合　贝母
去心　栀子仁炒黑　麦门冬各一钱　川芎　熟地黄　桃仁去
皮尖　阿胶蛤粉炒，各五分　牡丹皮　蒲黄炒黑，各七分

加生姜一片，水煎服。

治吐血成斗命在须臾

管仲为末，二钱　血余灰，五分　侧柏叶捣汁，一碗

放一大碗内，重汤煮一炷香取出，待温入童便一小
钟，黄酒少许，频频温服，立止。

将军丸　治吐血不止，一服如神。

大黄酒拌，九蒸九晒，为末，水丸。每服四五十
丸，白滚水下。下血用条芩汤下。

衄　　血

鼻衄久不止

驴粪焙干为末，血余烧灰等分，每少许吹鼻，立
止。

止血方　吐咳衄血下血皆止。

鲜藕汁上　白萝卜汁上　刺脚芽汁即蒌蒌芽，上　韭
汁中　生姜汁下

上合一处，碗盛炖热，不拘时服，立效。

治鼻衄神法

勿令患人知，以井花水忽然猛喷其面，即止。

衄血神方

人乳　童便　好酒

三味重汤煮沸，饮之立止。

灸衄血方

灸项后发际两筋间宛中，三壮立止。盖自此入脑注鼻中。

眩　　晕

将军九战丸　治头目眩晕，多是痰火。

大黄不拘多少，拌九次，蒸九次，以黑为度，晒干为末，水丸。每五十丸，临卧白水送下。

治酒虚头晕

小川芎一两　羌活　藁本　蔓荆子　香白芷各五钱

上为细末，每服五钱，入牛脑髓内，好黄酒煮熟，连酒脑服之。

麻　　木

止麻消痰饮　治口舌麻木，涎及嘴角，头面亦麻，或呕吐痰涎，或头眩眼花，恶心，并遍身麻木。

黄连　半夏　瓜蒌　黄芩　茯苓　桔梗　枳壳　陈皮　天麻　细辛　甘草　南星

血虚加归，气虚加参。亦有十指麻木，胃中有湿痰死血，加二术，少佐熟附子；行经中死血者，四物加桃仁、红花、韭汁。忌生冷鱼腥，发风发热之物。

癫　　狂

独参丸

治狂邪举发无时，披头大叫，欲杀人，不避水火。

苦参不拘多少，为末，炼蜜为丸，如梧桐子大。每服二三十丸，薄荷汤送下。

一方治气心风，即是痰迷心窍，发狂乱作，以花蕊煅，黄酒淬一次，为末。每服一钱，黄酒送下。

养血清心汤　治癫狂喜笑不常。

人参　白术　茯神　石菖蒲　远志各一钱，甘草水煮，去骨　酸枣仁炒香，一钱　当归一钱半　川芎　生地各一钱甘草五分

水煎服。

治喜笑不休神方

先用食盐二两成块，烧令红，放冷研细。以河水一大碗，同煎三五沸，待温，分三次啜之，须臾以钗探喉中，吐去热痰数升，以黄连解毒汤加半夏、竹沥、姜汁

服，不数剂而愈，殊效。

五　痫

清明丸　治风痫久服其涎随小便出。

白矾　细茶各一两

上为细末，炼蜜为丸，如梧桐子大。每服三十丸，茶清送下。

治诸痫神志不宁，时发狂躁，多言好怒，面容不泽。

生地黄姜焙，五钱　橘红　贝母　茯苓　黄连　远志　酸枣仁炒　枳实　甘草少许　石菖蒲　瓜蒌仁　天花粉

上生姜煎服。

健　忘

定志丸　治心气不足，恍惚多忘，怔忡惊悸。

远志甘草水泡，去心　石菖蒲各二两　白茯神去皮、木，三两　人参一两

上为末，炼蜜为丸，如梧子大，朱砂为衣，每服二十丸，临卧米汤送下。

邪　祟

秦承祖灸鬼法　治一切惊狂谵妄，逾墙上屋，詈骂不避亲疏等症。

以病者两手大拇指，用细麻绳扎缚定，以大艾炷置于其中两个甲，及两指角肉四处着火，一处不着即无效。灸七壮，神验。

怔 忡 惊 悸

安神丸　治血虚。心烦懊恼，惊悸怔忡，胸中气乱。

朱砂水飞另研，五钱　黄连酒洗，六钱　生地黄一钱　当归二钱半　甘草炙，二钱半

上四味为末，蒸饼打稀糊丸，如黍粒大，朱砂为衣。每服三五十丸，津液①咽下。

参归腰子　治心气怔忡而自汗者，不过一二服即愈。

人参　当归身各五钱　猪腰子一个

先以腰子，用水二碗，煮至一碗半。将腰子细切，入三味药同煎至八分，吃腰子，以药汁送下。有吃不尽

---

① 液　据《珍本医书集成》补。

猪腰子，同上二味药渣，焙干为细末，山药糊为丸，梧子大，每三五十丸，以米汤下。

宁神定志丸

当归　白芍　茯神去木　麦门冬去心　陈皮去白　贝母　朱砂各一两,为衣　川芎　远志肉各七钱　生地黄一两半酸枣仁炒　黄连　人参各五钱　甘草三钱

上为末，炼蜜为丸，如绿豆大。每五七十丸，食远枣汤下。

卷二　寿集

鼓　　胀

金蟾散　治气鼓

大虾蟆一个，以砂仁推入其口，使吞入腹，以满为度，用泥罐封固，炭火煅至透红，烟尽取出，候冷去泥，研末为一服，或酒，或陈皮汤送下。候撒屁多，乃见其效。

秘方　治胀满水肿。

癞虾蟆一二枚，装在猪肚内，用好酒煮一伏时，去虾蟆，将猪肚与酒尽服。大便屁如雷，或水下，水肿自消，极效。加缩①砂些须尤妙。

金枣儿　治肿胀仙方。

红芽大戟一斤，红枣三斤，火煮一昼夜，去大戟用枣，晒干食之。

秘方　治肿胀。

白商陆根以人形者，捣，取汁一合　生姜汁二点，黄酒一盏和服，空心三日服一次。元气厚者服五次，薄者三

---

① 缩　原作"宿"，迳改。

次。止忌盐酱。凡人年五十以里者可服，以外者不可用。

水肿膨胀神验秘方

大田螺四个　大蒜五个，去皮　车前子三钱，为末

上三件，研为一处，为饼，贴入脐中，以手帕缚之。贴药后少顷，水从小便出，一二饼而愈。

附经验治法

鲁藩贤国母，年近五旬，于癸巳秋，因惊风恼怒过度，患腹胀如鼓，左胁积块刺痛，上壅夯闷，坐卧不宁，昼夜不寐，身痒时热，痰嗽喘促，二便涩滞，间或作泻，四肢羸瘦，腹大如蛛，饮食不进，苦楚难禁，诸医罔效。遂晓谕四方人等，复遣牌如两京，历诸省，遍访名医。未几旬日，进方馈药者纷然，药屡至而屡试，病愈久而愈剧，医祷百计，并无寸功。忽曹州医官张省吾荐予，蒙千岁仁主，差官赍聘仪抵大梁，召予至。诊其脉，六部虚浮散乱急促，气口紧盛，脉无至数，病已垂危。细察其原，乃前医误投攻击杀伐之过，以致元气脾胃亏损之极，由是肾水枯竭，心血干耗，肝木太旺，湿热壅盛。治之宜大补脾土，养肺金以制木，滋肾水、生心血以制火，平肝木，清湿热，升提下陷之气。先以补中益气汤加减，倍用人参为主，一剂之内，若非五钱，不能收耗愈之真气也。我国主曰：向来诸医，人参分毫不敢轻用，恐补起邪火，而动痰喘，万一上壅，吉凶反掌，将何以救之呼？予蹶然答曰：病以脉为主，脉

以断为妙。脉病认真，用之何妨。是时本府不下千百余人，未有不惊骇者，奈病势已笃，不容不服。参止四钱，遂试服之。一夜安妥。次早，我国主欣然问曰：天时严寒，且饭食不进。芩连之凉，可以用乎？予曰：经云必先岁气，勿伐天和。芩连之凉，冬月固不可用，饮食不进，尤不宜投。但肺火太盛，非黄芩不清，肝火太旺，非黄连不平。所谓舍时而从症也。又曰：痰嗽壅喘，人参可多用乎？予曰：气口脉紧，元气大亏，若不用之，将何以补元气耶？此所谓舍症从脉，非有灼见，不敢用也。又曰：地黄泥膈伤胃，岂不返增胀满耶？予曰：肺金一虚，不能生水，是肾断生气之原，非地黄不补。但地黄用药制过，竟入少阴肾经，又用参术膏为丸，则不能犯胃泥膈也。又曰：腹胀壅塞不通，当用分消之剂，反用补药，岂不补住邪气，愈增病耶？"予曰：用补药以治胀，初服则胀，久服则通。经云：塞因塞用。此惟精达经旨者知之。于是先进补中益气，倍用参术，至三十余剂。后复诊其脉，左三部弦数，右三部洪数，气口紧盛，脉来七至，似有可生之机。每日五更，进六味地黄丸一服；辰时进汤药一剂，内加参术膏调服；午间进太和丸，或瑞莲丸一剂；晚上又汤药一剂。日日如斯，未少间焉。服至五十剂，诸症稍减。至百剂，苦楚全无。奈病者不能戒气节食慎劳，三者屡屡犯之；又时值春令，肝气愈盛，脾气愈惫，深为可虑。因循至此，病难脱体。幸天相吉人，阴骘可以延寿。后调治半年余，人参服至六七斤许，始获全安。我仁恩国主，喜而羡曰：真天下夺魁之国手也。遂题之匾曰：医林状元。众皆欣服。第予惭谫陋，何敢当此宠渥哉。后之医斯病者，可不以补虚为主耶。

加减补中益气汤　补元气，健脾胃，养心血，平肝火，清湿热而消膨胀。

黄芪二钱，炒　人参四钱　白术三钱，土炒　当归一钱　白芍一钱，酒炒　陈皮七分　柴胡五分　升麻三分　黄芩酒炒，三分　黄连姜炒，五分　木香三分　砂仁四分　茯苓五分　甘草五分

上锉一剂，生姜三片，枣一枚，水二钟，煎至一钟，温服。人参四钱，服三剂后，每一剂止用三钱；又服五剂后，止用二钱。黄芪服至三十剂后，浑身不痒去之，恐生湿而助胀也。升麻服至二十剂后去之，恐升提太过，益增痰嗽。上方逐日看病加减不同，大略如此。服至三十剂后，又易后方。

益气补脾养心平肝清火消胀之剂

人参三钱　白术去芦，土炒，三钱　白茯苓去皮，一钱　当归酒洗，一钱　白芍药酒炒，一钱　麦门冬去心，五分　五味子十个　柴胡酒炒，五分　黄连酒炒，五分　黄芩酒炒，五分　香附子炒，七分　陈皮七分　厚朴姜炒，五分　枳实麸炒，五分　砂仁五分　萝卜子炒，五分　甘草二分

上锉一剂，生姜三片，枣三枚，水煎，不拘时服。此药调参术膏同服，与后地黄丸、瑞莲丸、太和丸相间

服之，以愈为度。愈后去枳实、萝卜子、柴胡、黄芩、厚朴，倍加参术，以收万全之功。

参术膏　补元气健脾胃为主。

拣参四两　白术去芦、油，净八两

上锉片，入水十碗，熬至二碗，滤汁，将渣再煎，如此四次，共得汁八碗，将汁滤净，入砂锅慢火熬至二碗，入蜜再熬成膏，磁罐盛，入水内，拔去火毒。每用三四匙，米汤下。

六味地黄丸　养心滋肾，补肺健脾，清热除湿。

大怀生地黄用好酒拌炒，锅内蒸熟取出，再用砂仁一两、茯苓二两，二味用绢袋包，藏在地黄内，用酒浸平，慢火煮干，去砂、茯不用，竹刀切碎，晒干，八两　山茱萸酒蒸去核，四两　白茯苓去皮，三两　干山药四两　牡丹皮去骨，三两　泽泻二两

上忌铁器，为细末，用前参术膏为丸，如梧子大。每服三钱，空心米汤下。此方止用半料，后又制入鹿角胶四两为丸，乳汁下。又日进乳汁三四次效。

瑞莲丸　补元气，健脾胃，进饮食，止泄泻。

人参二两　白术土炒，三两　白茯苓去皮，二两　山药炒，二两　莲肉炒，二两　芡实去壳，二两　白芍药酒炒，一两陈皮一两　甘草炙，五钱

上为细末，用猯猪肚洗令净，水煮烂，杵千余下入药，再捣和为丸，如梧子大。每服三钱，米汤送下。

太和丸　补元气，健脾胃，养心血，平肝火，清湿热，化痰涎，开胸膈，消鼓胀，化积滞，进饮食，顺气

宽中，解郁结。

人参二两　白术土炒，二两　白茯苓去皮，三钱　半夏汤泡，切片，姜汁炒，二钱　枳实麸炒，二钱　陈皮二钱　黄连姜炒，三钱　当归酒炒，三钱　川芎二钱　香附炒，二钱　白芍药酒炒，三钱　神曲炒，三钱　麦芽炒，二钱①　山楂去子，三钱　木香二钱　厚朴姜炒，三钱　萝卜子炒，二钱　缩②砂炒，二钱　甘草炙，二钱

上为细末，荷叶手掌大煎汤，煮仓谷米饭为丸，如梧子大，每服三钱，米汤送下。

白雪糕

干山药二两　人参二两　茯苓二两　莲肉二两　芡实二两　神曲炒，一两　麦芽炒，一两　大米半升　糯米半升　白砂糖一斤

上为末，蒸糕当饭食之。

水　　肿

丹房奇术　不服药，自去水虫③胀肿病。

真水银粉二钱　巴豆四两，去油　生硫黄二钱

上三味，一处捣研成饼，用新棉一斤铺脐上，次以药当脐掩之，外用帛裹住，待人行三五里，自然泻下水

---

① 钱　原脱，据《珍本医书集成》补。
② 缩　原作"宿"，迳改。
③ 虫　疑为"蛊"。

来。行之三五度去药，以温粥补之。久患者隔日取水。此药不可弃，一饼可救二三人。忌一切腥冷酸硬之物。

又方　治症同前。

用精猪肉一二两，加甘遂细末一分，锉一处。用湿纸包裹，火煨香熟，细嚼，好酒送下，便出一切恶物即愈。重者不过二服。

扶脾消肿汤

人参　白术去芦　茯苓　猪苓　泽泻　木通　滑石
木香　麦门冬去心　黄芩　大腹皮　桑白皮　茯苓皮
陈皮　生姜皮　灯草　甘草

水煎服。

金匮肾气丸　治脾肾虚，腰疼脚肿，小便不利，或肚腹胀痛，四肢浮肿，或喘急痰盛，已成虫①症，其效如神。此症多因脾胃虚弱。治失其宜，元气复伤而变症者，非此药不能救。

白茯苓三两　牛膝去芦,酒洗　肉桂　泽泻　山茱萸酒蒸②,去核　车前子　山药　牡丹皮各一两　大附子制,五钱
熟地黄四两

上为末，炼蜜为丸，梧桐子大。每服七八十丸，临卧米汤送下。

秘方

---

①　虫　疑为"蛊"。
②　蒸　《珍本医书集成》作"浸"。

粟米、绿豆各一抄，猪肝一叶，切碎，三味煮作粥食之。至重者不过五次，其肿自消。切忌气恼生冷之物。

积　　聚

三棱煎丸　治饮食过度，痞满疼痛，食不消化而成癖。又治妇人血积血块，干血气郁[①]经闭，小儿癖疾。

莪术　三棱各一两，二味湿纸包煨　大黄去皮，八两

上为末，先以大黄银器内，好醋渍令平，慢火熬微干，入二味为丸，如绿豆大。每服十丸至二十丸，食后温白汤送下。虚实加减。大人如梧子大，每四十丸。

神化丹　消癖疾，破血气，下鬼胎。通经脉，及诸癖积血气块。

硇砂　干漆炒　血竭各三钱　红娘子二十个，去翅　斑蝥二十个，去翅足　乳香一钱五分

上为末，枣肉为丸，豌豆大。每一丸，服至三五丸，临卧枣汤或姜汤，或红花苏木汤下。

胜金丸　治一切痞块，积气发热。

大黄　皮硝　甘草各一钱

上三味，共为细末。每服三钱，蜜一茶匙，滚水调下，空心加减服之。大便下脓血，效矣。

---

① 郁　据《珍本医书集成》补。

五　疸

地黄散　治遍身黄肿。

地龙一两　黄瓜一两

共为细末，每服二钱，用黄酒或茶清调下。

露珠饮　治五疸黄病神效。

露珠即土豆，形如姜，捣烂取汁，半碗服之。

酒煮茵陈汤　治酒疸，遍身眼目发黄，如金色者。

好陈茵一两，好黄酒一钟半，煎至八分，食后温服，不过五六剂全安。

治五疸黄肿

绿矾不拘多少，炒至白色

上为细末，煮枣肉为丸，如樱桃大。每服五丸，早晨、午间、晚上各一服，用冷黄酒送下。忌醋、生冷、发物。百发百中，或有虫即吐出。

治黄疸专属湿热盒①曲相似

茵陈三钱　白术一钱半　赤苓一钱半　猪苓　泽泻各一钱　苍术　山栀　滑石各一钱二分　桂枝　甘草各二分　灯草

水煎服。

治黄病方

————————

① 盒　疑当作"罨"。

黑矾一两　雄黄二钱　五灵脂五钱

上三味为末，用红枣煮熟去皮核，揉和为丸，如梧桐子大，白面为衣。每服二十丸，姜汤送下，干物压之。

补　　益

神仙接命秘诀

一阴一阳，道之体也。二弦九炁，道之用也。二家之炁交感于神室之中，而成丹也。万卷丹经，俱言三家相会。尽矣，三五合一之妙。概世学仙者，皆不知下手之处。神室黄道，中央戊己之门，比喻中五即我也。真龙、真虎、真铅、真汞，金木水火，此四象皆喻阴阳玄牝二物也。炼己筑基。得药温养，沐浴脱胎，神化尽在此二物运用，与己一毫不相干，即与天地运行日月无二也。《悟真》云：先把乾坤为鼎器，次将乌兔药来烹。临驱二物归黄道，争得金丹不解生。此一诗言尽三家矣。千言万语，俱讲三性会合，虽语句不同，其理则一而已矣。但周天度数，分在六十四卦之内，以为筌蹄。朝进阳火，暮退阴符，其数内暗合天机也。

决曰此乃先师吕相传之秘旨也，宝之宝之

一三二五与三七，四九行来五十一，六十三兮七十五，八十七兮九返七，若人知此阴阳数，便是神仙上天梯。

河图数

三五一都三个字，古今明者实然稀。东三南二同成五，北一西方四共之，戊己自居生数五，三家相见结婴儿。婴儿是一含真气，十月胎完入圣机。

先天度数

⊕⑧⑥④②　温养火

⊕⑨⑦⑤③②　朝屯暮蒙十月火也

暮退阴符

⑯⑭⑫⊕⑧⑥④戌时居右，自十六起，至四止。炼巳之度数，东升西降。诗曰：河车周旋几千遭。正谓此工夫也。

朝进阳火

⑰⑮⑬⊕⑨⑦⑤③寅时居左，自三至十七，每圈一次吹嘘，此道尽之矣。塞况垂簾默二窍。

待先天炁至，自十六起，至四止，就换于左起，三至十七止，即换炉用鼎，在右自二、四、六、八、十吹嘘，须女上药。右边数尽，即换于左，从一、三、五、七、九、十一，行尽工夫，吐水而睡。其药周身无处不到，自然而然也，即沐浴也。经云：采药为野战，罢功为沐浴。此之谓也。自此得药之后，却行温养火候之功。十月共六百卦终，身外有身矣。却行演神出壳之功，一日十饭不觉饱，百日不食不显饥。尽矣。秘之秘之。

此二节工夫，待人道周全，方可行之。

驻世金丹　治诸虚百损，五劳七伤，万病临危，服之能起死回生，百发百中。大补元神，培养精气，乃补益中第一方也，宝之宝之。

红铅要十三四岁清秀女子首经，阴干，二分五厘　人乳要壮盛妇女初生男子乳汁，晒干，二分五厘　乳香二厘半，要透明者　朱砂二厘半，要有神者　秋石用新小乌盆一个，入童便于内，令满，放净去处阴地上，倾此童便在地下，乌盆坐于上，将布围，日久盆外生出秋石，扫下用少许

上各为细末，各一处研匀，用初生男乳汁，加童便少许，揉和为丸，如梧桐子大。用鸡蛋取顶去清黄，令入丸在内，厚纸封顶，放众鸡蛋内，鸡抱二十一日取出。每遇病轻者一丸，病重者二丸，乳汁送下。无病人服之延年。须要居一静室，清心绝欲，勿太醉太饱，太喜太怒太劳，静养。每早卯时伏气后用一丸，晚上伏气后用一丸，俱用乳汁送下。服至四十日为止，身体康健，耳目聪明，发白返黑，齿落更生，延年益寿，其功不可尽述。

呼吸静功妙诀

人生以气为本，以息为元，以心为根，以肾为蒂。天地相去八万四千里，人心肾相去八寸四分。此肾是内肾，脐下一寸三分是也。中有一脉，以通元息之沉浮。息总百脉，一呼则百脉皆开，一吸则百脉皆阖。天地化工流行，亦不出呼吸二字。人呼吸常在于心肾之间，则血气自顺，元气自固，七情不炽，百病不治自消矣。

每子午卯酉时，静室中，厚褥铺于榻上，盘脚大

坐，瞑目视脐，以绵塞耳，心绝念虑，以意随呼吸，一往一来，上下于心肾之间，勿亟勿徐，任其自然。坐一炷香后，觉得口鼻之气不粗，渐渐和柔。又一炷香后，觉得口鼻之气，似无出入，然后缓缓伸脚开目，去耳塞，下榻行数步，又偃仰榻上，少睡片时，起来啜淡粥半碗，不可作劳恼怒，以损静功。每日能专心依法行之，两月之后，自见功效。

夫万病之原，总归于虚。虚者，人不自慎而戕之也。盖饮食失节，损伤脾胃；劳役过度，耗散元气；思虑无穷，损伤心血；房欲过度，耗伤肾水。此四者人常犯之。虽智者慎之，亦难免无一伤也。然伤之者，则内伤劳瘵，诸虚百病生焉。良工未遇，峻剂复攻，则轻病变重，重病变危，可胜叹哉。预为调摄者，晚服保合太和丸，以培元气脾胃之亏，可以壮气而增力，可以伐劳而任事，可以助困而不倦，可以当寒而耐饥。早服坎离既济丸，以补心血、肾水之损，由是添精而养神，由是升水而降火，由是却病而除根，由是延年而益寿。然此二药，专补人自戕之虚，可免终身之患，乃王道平和之剂，能收万全之功。卫生君子，禀赋薄弱，或斫丧太早，不能节慎者，不可一日无此药也，可不信服而预防哉。

保合太和丸

白术去芦，炒　当归酒洗，各四两　茯苓去皮　白芍酒炒，各二两　人参去芦　山药　陈皮带白　莲肉　半夏姜制　枳

实麸炒　神曲炒　麦芽炒　山楂去子　香附童便炒　黄连姜汁炒　龙眼取肉，一两　白蔻去壳，三钱　甘草炙，五钱

上为细末，荷叶煎汤，下大米煮粥稀为丸，如梧桐子大。每服六七十丸，食后临卧米汤送下。

坎离既济丸

熟地黄酒蒸，姜汁浸，焙，四两　生地黄酒浸　天门冬去心　麦门冬去心　山茱萸酒蒸，去核　山药　甘枸杞　肉苁蓉酒洗，蒸　黄柏去皮，酒炒　知母酒炒　当归酒洗　白芍药酒炒，各二两　白茯苓去皮　牡丹皮各一两半　泽泻　五味子拣参　远志甘草水泡，去心，各一两

上忌铁器，为细末，炼蜜为丸，如梧子大，每服一百丸，空心盐汤、黄酒任下。忌三白。凡人年过四十以后，气血渐衰，可加斑龙胶四两，酒化开丸服效。

制斑龙胶法

此胶能生精养血，益智宁神，顺畅三焦，培填五藏，补心肾，美颜色，却病延年，乃虚损中之圣药也。

鹿角连脑盖骨者佳，自解者不用。去盖至缶，净五十两，截作三寸段，新汲泉、井水浸洗去垢，吹去角内血腥秽水尽。同人参五两，天门冬去心皮五两，麦门冬去心五两，甘枸杞子去蒂八两，川牛膝去芦五两，五品药以角入净坛内，注水至坛肩，用箬壳油纸封固坛口，大锅内注水，大甑蒸之，文武火密煮二昼夜足时。常加入沸汤于锅内，以补干耗。取出滤去渣，将汁复入砂锅内，熬成胶听用，和药末。其角去外粗皮，净者为末，

名鹿角霜也，亦有可用处。

戒病诗

万病根源总属虚，酒色财气致灾危。忌医讳疾轻难治，寡欲清心重易医。履霜不谨坚冰至，霸药休投良剂宜。堪嗟真病非容易，调摄还从未病时。

全鹿丸　治诸虚百病，精血不足，元气虚弱，久无子嗣，并四肢无力，精神欠爽。常服能还精填髓，补益元阳，滋生血脉，壮健脾胃，安五脏，和六腑，添智慧，驻容颜。久服其效不能尽述。修合沐浴至心，勿轻视之。

黄芪　人参　白术去皮　白茯苓去皮　当归酒洗　生地酒洗　熟地　天冬去皮心　麦冬去心　补骨脂炒　陈皮　甘草炙　续断　杜仲酥炙，去皮　牛膝酒洗　五味子　山药　芡实去壳　锁阳　楮实　秋石　枸杞子　巴戟去心　胡芦巴炒　菟丝子酒浸，焙干　覆盆子　肉苁蓉酒煮，焙干，以上各一斤　川椒去目　小茴香炒　青盐　沉香以上各半斤

上药精制如法，各为细末听用。牡鹿一只，宰杀退去毛肚杂碎，洗净，以桑柴火煮熟，横切片，焙干为末。骨用酥油涂炙为细末。髓同杂碎入煮鹿汤内，熬成膏，和肉骨末，一处拌匀，石臼①内捣为丸。如膏不匀，炼蜜添之。丸如梧子大，每服六七十丸，空心炒盐汤送下。

----

①　臼　原作"柏"，《珍本医书集成》作"柏"，此处迳改。

神仙不老丹

用牛乳一瓶，干山药末四两，无灰好黄酒一大钟，童子小便一大钟去头尾，共和一处，入钟，重汤煮，以浮沫出为度取出。每用一小钟，温服，每日服三次。

痼 冷

治阴症搅肠沙

胡椒末，五钱　黄丹三钱，炒过　枯矾三钱　细面一撮

上研细，或好酒或酽醋，调匀作膏，放手心，合在外肾上，即时汗出愈。或摊厚纸上，或布绢上，贴脐，大能起痿。

治阴症冷疾

用鸡血，入好热黄酒，饮下即愈。

回阳丹　治阴症，手足厥冷，心腹病痛。

白及二钱　胡椒二钱

上为细末，黄酒为丸，如麦粒大，每服九丸，用热黄酒送下，效。

治搅肠沙

用胡椒二十四粒，绿豆二十四粒，同擂碎，热酒调服，极效。

治伤寒阴症方

艾一撮　干姜　甘松　细辛　胡椒各等分

上为细末，每用三钱，好醋调匀，入男女左右手

心，男朝马口，女朝阴门，汗出为效。

火精散　治阴症心腹冷痛，不可忍者。

硫黄四分　胡椒六分

上为末，每服三分，烧酒调服。

治夹阴伤寒

用刀刮锅盖木皮，炒糊为细末，滚热酒调一碗服。又灸两中指尖，又灸两脚大拇指尖，汗出为妙。

治男妇阴症

用葱去粗皮，捆住，如酒钟粗，上下分三指长，切去胡叶，放肚脐上，用热熨斗熨，葱气透则热而愈。

寒症方

乳香　当归各一钱　胡椒一岁一个

为末，鸡血研，热黄酒下。

头　痛

治偏正头风

羌活　白芷　细辛　川芎　蔓荆子　薄荷　防风甘草

上八味各等分，为细末，每服一二茶匙，白汤调下。

香茗散　治因气恼冲动头痛，神效。

香附子二钱　川芎一钱　细茶一撮

上锉，二剂，水煎温服。

三灵散 治八般头风。

草乌 细辛等分 黄丹少许

上为极细末，吹鼻内，效。

独乌膏 治风寒头痛，服药不效。

川乌一两为末，醋调如膏，涂于顶、脑角、太阳、风府处，须臾痛止。

太阳膏 治头痛头风。

川乌 天南星 白芷等分

上为细末，用葱白连须，同药捣烂，贴太阳穴上，纸盖之。

二黄散 治偏正头痛，颈风眼痛，破伤风，并验。

黄丹三钱 雄黄三钱 乳香 没药各二钱 焰硝一两

上为细末，令患人噙温水，吹药于鼻内，立效。

须 发

乌须固本丸 生精补髓，益血补虚，乌须黑发，返老还童，延年益寿。

何首乌八两，米泔水浸三宿，竹刀刮去粗皮，切片，黑豆五升同首乌滚水浸一时，蒸熟去豆 黄精四两，黑豆二升同煮熟，去豆，忌铁器 生地黄酒浸 熟地黄酒浸 天门冬去心 麦门冬去心 人参 浙术去芦 白茯苓去皮 甘枸杞 五加皮 巨胜子 柏子仁 松子仁 核桃仁各二两

上为细末，炼蜜为丸，如梧子大。每服七八十丸，

加至百丸，空心温酒下，盐汤亦可。忌葱、蒜、萝卜、豆腐、烧酒等物，并房事。

乌须

何首乌一斤，打碎，面包，蒸一炷香，去皮　白茯苓去皮，半斤　当归半斤　苍术米泔浸，去皮，一斤　熟地黄　生地黄酒①洗　麦门冬泡去心　天门冬泡去心　旱莲花去根，各半斤　金墨烧，去烟　没药　乳香各五钱

上为细末，黄酒面糊为丸，如绿豆大。每服五十丸，青盐汤送下。服二十日见效，黑。至三月，再服十日见效。朝暮各一服。

乌须发方

五倍子一两　硇砂春冬八分，秋夏三分　红铜末　白矾石子各一钱

上各研极细末。先将须发用肥皂洗净，以布拭干。将药入于白茶盏内，又用浓茶、食盐些须调前药，入于锅内煮三四沸，看其不稠不稀，取起，趁热以眉掠挑药染涂白处，以油纸包裹，一二时解去油纸，候干洗净，须发即黑。

制五倍子法

用五倍子，不拘多少，捣碎如黄豆大，用糠筛筛去细者，入无油净锅内，不住手炒，以黑色不度，不要黄色，不要焦枯了。用青布一方，水湿，趁五倍热包裹在

---

① 酒　原作"黄酒"，"黄"字衍，据《珍本医书集成》删。

内。于地上板盖踏成饼，候冷取出听用。

制铜末法

用红铜末，将好醋、铜末锅内炒干，如此七次方好，入醋看末多寡酌量。

牢牙乌须　养生不用炼丹砂，每日清晨只擦牙，若还用之三五日，转教须鬓黑如鸦。

旱莲草　青盐　槐角子　猪牙皂　生地黄各一两

上俱切碎，捣和一处，纸包盐泥裹，烧存性，研为细末。早晨擦牙，吐出洗须上，久则其黑如漆。

益牙散　补肾去脾湿热，固齿止疼，明目乌须发，大有神效。

熟地黄　地骨皮　川芎　青盐炒　香附子　破故纸各二两　细辛　防风各二钱半　白蒺藜　五加皮　石膏各五钱　川椒　猪牙皂角各二钱

上为细末，每早蘸药擦牙，用百沸汤漱口咽下，其效不可尽述。

神仙延龄丹　专治男妇瘫痪，五劳七伤。颜色枯干，身体羸瘦，妇人久不成胎，男子精神减少，行步艰难，筋①骨疼痛，能使衰返壮，折骨复坚，素发青堕生瘢痕，耳聪目明，能除病益寿延年，其效不可尽述。

旱莲取汁，晒干成膏子，半斤　破故纸炒香为末，一斤　五加皮酒浸一昼一夜，晒干　赤茯苓去皮，乳浸，牛乳可代　生地

———————

① 筋　原作"觔"，据《珍本医书集成》改。

黄二斤，酒浸一昼一夜，取汁，晒干　红枣去皮，煮熟　生姜二斤，取汁，晒干膏子　杜仲去皮，炙炒去丝，为末　核桃仁去皮，各半斤　川芎　枸杞去蒂，酒浸，各四两　没石子　蜂蜜炼老熟，各二两　细辛一两

上除桃仁、红枣、蜜外，其余各为细末，将前三味药煮熟为丸，如桐子大。每服三五十丸，或酒或盐汤下。服二十日外，退白生黑。日久延年。神效。

乌须大补丹

何首乌一斤，铜刀切碎，黑豆三升水泡入甑内，与首乌层层铺盖，蒸，一炷香尽取出，晒干。如此三次听用　当归　熟地　牛膝　故纸　草薢　苁蓉各二两　锁阳　覆盆子　桑椹子　柏仁子　酸枣仁　没石子　川椒　小茴香　茯苓各一两　巴戟　百药煎　槐角子各五钱　青盐　甘草各三钱

上二十一味，各制为末，石臼①内不犯铁器。蜂蜜一碗，头生儿乳汁一碗，二味和匀，铜镟盛之，重汤煮三炷香，取出冷定，和药捣千下，不可间断一时。如服药时，猪、羊、萝卜、豆腐，不可用。服至二十日，须发从根发黑。至一月，阳物雄壮。须当谨慎。效。

鼻　病

治红糟鼻

---

① 臼　原作"柏"，据《珍本医书集成》改。

升麻　牡丹皮　生地黄　大黄_{各一钱半}　黄连　当归　葛根_{各一钱}　生甘草　白芍_{各七分}　薄荷_{五分}

每帖加红小豆面一撮。

上锉，水一钟半，煎至一钟，去粗渣。徐徐服之，忌蒜、椒、酒。

赤鼻久不瘥

用大黄、芒硝、槟榔等分，为末，调敷患处三四次，洗净，却用银杏嚼烂敷之。

瓷鼻塞肉乃肺气盛

用枯矾研为末，绵裹塞鼻中，数日自消矣。

鼻疮久患不已脓极臭者

用百草霜研细，每服三钱，冷水调，卧服。

鼻中时时流臭黄水，甚者脑亦时痛，俗名控脑砂①，有虫食脑中

用丝瓜藤近根三尺许，烧存性，为末，酒调服。

治鼻疮

杏仁_{去皮尖}，用乳汁和之，搽疮处。

口　舌

治口舌生疮方

黄连　细辛_{各等分}

---

① 砂　疑为"痧"。

上为末，干掺之，效。

治口疮方

黄连三钱　干姜二钱，炮　甘草三分

上为末，搽患处，良久嗽吐涎出，再搽再吐涎，愈。

治舌肿方

用百草霜，醋和敷舌上下，脱皮，须臾立消。

舌长过寸　研冰片敷之即收。

舌出血如泉　炒槐花为末，掺之立止。

面　斑

治干斑经验方

官粉一钱　轻粉五分　硫黄三分　珍珠五厘，砂锅内煅过，研细

上为末，以生姜擦之，次日即去其斑。

点痣

好碱　矿灰各等分

大铁杓内炒良久，以草叶放入药上即起焰可用，离火。临用以清水调和，以铁条蘸涂痣上，极妙。每日三次，待五日自落。

牙　齿

立止牙疼方

好雄黄为末　蒜一瓣，捣烂，麻布扭汁

令患人先噙水一口，将布包蒜扭汁，滴鼻中，男左女右，弹上雄黄末一指甲些，须患人提气一口，将药吸上，即吐水疼止。

治牙疼方

雄黄五分　矿灰五分　麝香一分

上为细末，用黄蜡溶化，入药为丸，入疼处，立效。

又方

全蝎一个，阴干　胡椒三分

共为末，搽疼牙立止。

治虫牙疼方

蟾酥　朱砂　雄黄各一分

上为细末，面糊为丸，如米粒大。每用一丸，咬疼处，立止。

治牙疳

用栀子不拘多少，以水润，每个钻眼三五个，入明矾小豆大填在眼内，以火烧烟微尽，为末。先以水漱净，干擦之。

治牙疳

用明矾五钱枯，鸡肫黄五个烧存性，为末，擦之。

治牙疳

枯白矾、五倍子，烧存性，共为末，擦患处。

治牙疼

荆种不拘多少，半生半熟，醋浸。漱口三五次，痛止吐去，效。

又方

巴豆一粒去壳，用铁丝针注，灯火烧半熟。用绵裹咬在疼处，有涎水任流，即愈。

栀子散　治一切牙疳，效。

大栀子一个去瓢，用生白矾末入栀壳内，烧矾熟，取出研末。先以米泔水漱口，后敷患处。

走马牙疳

杏仁　铜青　滑石各等分

上为末，擦患处立愈。

擦牙　固肾牢牙，用久齿不动摇，须发不白，是其验也。

熟地黄　当归　青盐各一两　川芎八钱　细辛　荷蒂葛花各五钱

上七味，共研细末。逐日早晨用药少许擦牙上，不许吐，只要漱咽之。

固齿明目方

赤芍药　荆芥穗　香白芷　当归尾　防风　青盐

上用青盐一斤捣碎，以井花水五碗先煎洁净，为末。然后将咀成片五件药，用水八升，煎至四升，用马尾罗内，薄绵一叶，滤去滓垢。将青盐入在药水内，用文武火煎干为度。每日早晨洗面时，用手指蘸水湿擦，于牙上下周遍。却噙半口水，漱三十六次，吐水在手洗面，眼最明。如觉牙齿微痛，晚亦照前擦之，便愈。常行睡卧擦之，亦效。如无青盐，白盐飞过者亦可。用水一升，即一茶盏也。又或添细辛五钱，尤妙。

治牙疼

麝香五分，另研　胡椒　甘松各一分　雄黄半分

上为细末，研匀，炼蜜为丸，如桐子大。用新绵裹一丸，安在患处，咬定，立效。

眼　　目

治暴发眼赤，肿眼眵泪，隐涩难开

黄连五钱　南薄荷二钱半

上为末，用鸡子清调和，隔纸涂眼上良久，干则以水润之，即效。

一方用大黄末，新汲水调涂两眉正上头两脑，水润之，即愈。

洗法　治火眼赤眼，暴发肿痛，不可忍者。

黄连　黄柏各一钱　白矾生，二分　胶枣一枚

水煎半钟，洗之即消。

拜堂散

白矾二钱　铜绿一钱

泡水洗之，即愈。

风眼赤烂

黄连　黄芩　黄柏　荆芥　防风　薄荷各等分

先将各味共切，有半碗，洗净，晒，略带湿，入

碗，加朝脑五六钱，散在上，以一碗合，着纸数重糊严，慢火在碗下，三钉支烘，升灵药，些少点眼。

治红烂眼

铜绿五钱　玛瑙一钱

上为极细末，用秋时熟天茄不拘多少，换水五七次，绞取汁，丸如桐子大。每用一丸，乳汁化开，搽患处，勿着睛，三日好。

治雀目昏暗方

干菊花　黄连各三钱　夜明砂七钱

上三味为末，井花水为丸，桐子大。每服五七丸，盐汤送下。

治暴发肿痛方

先将青皮一块，水浸洗令干，另用生姜汁、白矾末，将布蘸搭眼胞上，闭目，须臾泪出而痛止。

咽　　喉

吹喉散　治咽喉肿痛。

腊八日猪胆一二个，用枯矾五钱，茄柴灰五钱，共入胆袋，满，阴干，吹些须即愈。

治咽疮肿方

鸡内金倒净，勿洗，一个，用壁钱十个，共焙焦为末，吹肿处，即消。如成疮则愈。多少量用。

诸喉风

用猪牙皂角一两，去黑皮并弦，锉碎，水二钟，煎至一钟去滓，加蜜一匙，如无以鸡清半个，和匀服之，随即吐出风痰。如牙关紧急，用巴豆三五粒去壳，研油于纸上，作捻熏两鼻中，苏矣。

治乳蛾气绝者即时返活

单蛾用巴豆一粒打碎，入绵茧壳内塞鼻，在左塞左，在右塞右；若双蛾者，用二粒塞两窍，立效。

吹喉散　治咽喉肿痛如神。

牙硝一两半　硼砂五钱　雄黄　僵蚕各二钱　冰片二分

上为末，每少许吹患处，立已。

针急喉闭法

于大指外边指甲下根，不问男女左右，用布针针之，令血出即效。如大势①危急，两手大指俱针之，其效尤捷。

治喉痹双单蛾风肿痛涎咽不下，死在须臾

真山豆根为细末，用熊胆和为丸，用鸡肫皮阴干研末为衣，如绿豆大。每用一丸，放舌根下，徐徐咽下，立已。

瘿　瘤

海藻溃坚丸　治瘿大盛，久不消。

① 势　原作"段"，据《珍本医书集成》改。

海藻　海带　海昆布　广茂　青盐各五钱

上细为末，炼蜜为丸，龙眼大。每用一丸，食后嚼化。

治瘿方

猪气眼一两，壁土干过，旧瓦焙干　明矾一钱二分，生用八分　急性子十五粒，焙干

上为细末，均作五服，临卧烧酒调服①。不拘远近大小。

治瘿方

木香　当归　海藻各一两　川山甲五片，炒　海纳子五钱　猪枣肉三个

上用烧酒二壶，煮二炷香。每服一小钟，酒尽见效。

南星膏　治头面、皮肤、手足生疮，瘤大如拳，小者如栗，或软或硬而不痛。

大生南星一枚，研细稠粘，用好醋五七滴为膏。如无生以干者为末，醋调作膏。先将小针刺瘤上，令气透贴之。痒则频贴。一方加草乌、细辛、白芷。

治瘤神方

用金凤花草，煎水频洗。若夏用鲜者，若秋冬用干者。

---

① 调服　原无，据《珍本医书集成》补。

结 核

治顶后侧少阳经中疙瘩，不变肉色，不问大小，及月深浅远，或有赤硬肿痛

生山药一块，去皮 萞①麻子去壳，三个

研匀摊帛上，贴之，即消。

敷法 治痰核。

南星 淮乌各等分

为细末，姜汁调如膏，敷核上，立消。

治结核肿痛

夏枯草一味，水煎频服。

肺 痈

治肺痈

薏苡仁略炒为末，糯米饮调服。或入粥内煮吃亦可。或水煎服。当下脓血而安。

焊肺丹 凡治肺痈，必以此药间而服之，以护膈膜，不致溃透心肺，最为切当。

白矾三两，生 黄蜡二两

上为末，溶蜡为丸，梧子大。每二十丸，蜜汤送下，临卧服。

---

① 萞 原作"荜"，迳改。

心　痛

红玉散

生白矾九钱　朱砂一钱

共研细，每服钱抄一字，温水调下即止。

六合金针散　点眼，治蝎肚疼，心疼转筋。

雄黄　朱砂　乳香　没药　火硝各一钱　麝香少许

共为极细末，点眼。

文圣散　治急心痛。

旧笔头三个烧灰，作一服，白滚汤调下，立止。

独步散　治心腹暴痛不可忍，神效。

紫色香附三钱为末，热黄酒调下。

治心疼方

用兔血和荞面为丸，如弹子大。每服一丸，捶碎，热黄酒送下，立止。

碧玉丸　治心胃刺痛，其妙如神。

生白矾　枯白矾

上等分为末，稀糊丸如樱桃大。每四丸，烧酒下，立止。

拈痛丸　治九种心疼，神效。

五灵脂　蓬术煨　木香　当归各半两

为细末，炼蜜为丸，如桐子大。每服二十丸，食前橘皮煎汤下。

治心疼

椰瓢用荞面包裹，烧面去烟为度，多用些　磁石少许　青盐少许

上共研为细末，每服七分，或一钱，黄酒调下。

心疼方

槐子炒黄色，一两　古石灰炒黄色，一两

上共为细末，每服一钱，黄酒或温水送下，效。

治虫咬心疼

用楝①根去粗皮，用白皮，水煎去渣服。

清肝顺气汤　治心胃刺痛，及两胁作疼，上呕，大便硬，六脉急数。

柴胡　黄芩　赤芍药　厚朴　大黄　芒硝　枳实栀子炒　黄连　半夏　青皮　甘草

生姜煎服。

拔去病根丸　治男妇常惯心腹疼痛，终身不愈者，服此一料除根。

香附　山栀姜炒　川芎　苍术米泔浸炒　神曲炒　山楂肉　陈皮带白　半夏曲　草豆蔻要两头尖的方可用，如无，以白豆蔻代之，以上各一两

上九味，共为细末，姜汁打稀糊为丸，如梧子大。每服七十丸，临卧白水送下。

灸心疼神法

---

① 楝　原作"练"，据《珍本医书集成》改。

两手肘后陷出酸痛是穴，先用香油半钟重汤煮温服，即用艾水入粉揉烂为炷，每处灸五壮，立止疼。

腹　　痛

调气散　治气滞于内，胸膈虚痞，腹中刺痛。

木香　紫苏各五分　槟榔七分　青皮麸炒　香附各一钱
陈皮　半夏各八分　甘草　乳香　没药各三分

上锉，生姜三片，水煎服。

平肝散　治七情不顺，郁火攻冲，腹痛时发时止，痛无定处是也。

陈皮　青皮麸炒　香附　白芍　山栀炒　黄连炒　黄芩炒，各一钱　半夏姜制，八分　甘草五分

生姜三片，水煎服。

椒矾散　治心腹刺痛。

胡椒　白矾各一钱

上为末，每服五分，黄酒调下。

治肚痛

用明矾不拘多少，为细末，以葱白捣烂和丸，如弹子大。每用一丸，研烂，白滚水调下。

腰　　痛

治肾虚腰痛，久则寒冷　此药壮筋骨，补元气，利

小水，养丹田。杜仲苁蓉巴戟天，茴香故纸共青盐，猪羊腰子将来吃，八十公公也少年。

杜仲酒炒，去丝，一两　肉苁蓉五钱，酒洗　川巴戟酒浸去骨，五钱　小茴一两　青盐五钱　故纸一两，盐水浸

上为细末，将腰子分开，入药在内缝住，纸包煨熟。每一个一服。用黄酒送下。

治腰痛眼疾，乌须黑发。

茴麻子去壳，一斤　白军姜四两

共为细末，蒸饼糊为丸，如桐子大。每服二十五丸，空心黄酒送下，以干物压之。

如神散　治闪锉一切腰痛，甚者不过三服。

当归　肉桂　玄胡索

上等分为末，每服二钱，黄酒调下。

胁　痛

开气散　治胁间痛，如有物刺，是气实也。

枳壳去瓤麸炒，二两半　甘草炙，七钱五分

上为末，每服二钱，浓煎，葱白汤下，不拘时服。

疏肝饮　治左胁下痛者，肝积属血，或因怒气所伤，或跌闪所致，或为痛。

黄连吴茱萸煎汁拌炒，二钱　当归　柴胡各一钱半　青皮一钱　桃仁研如泥，一钱　川芎　白芍酒炒，各十一分　红花五分

水煎，食远温服。

痛　风

治一切筋骨痛

陈皮　青皮　甘草　白芷　良姜　麻黄　罂壳　洛阳花　无灰酒一瓶

上为细末，入壶内煮三炷香，取出温服，汗出为度。加木香三分，白花蛇三钱，尤妙。

治一切遍身骨节流注作痛

人参　白术　茯苓　当归　川芎　赤芍药　生地黄　防风　羌活　独活　天麻　南星　陈皮　黄芩　甘草

上锉，生姜煎服。

遍身疼痛丸

当归全身　羌活　木香各一两　木通　陈皮　青皮　枳壳各七钱　川芎　白术各六钱　肉桂　独活　香附　桔梗　沉香　枳实各三钱　甘草三钱

上共为细末，神曲糊为丸，如绿豆大。每服五七十丸，不拘时，热酒送下。

和血止疼如圣散

鹿角烧灰，一两，　茺蔚草小暑前取，阴干为末，三钱　乳香二钱　没药二钱　当归炒黑，二钱　麻黄一钱，去节

上六味为细末，每服一二钱，重者三钱，好黄酒调下，有汗避风，立效。

治筋骨疼神验方

大猪胆一个，用热烧酒调下，服不过二三个即安。

治遍身骨节疼痛久不愈者

木通不拘多少，酒煎，服之立止。

脚　　气

治风湿腿痛艰行

当归一钱，酒洗，全身，焙干　白芍药八分　陈皮八分
川芎八分　白茯苓八分　白术一钱　肉桂六分　防风一钱
苍术一钱五分，米泔浸宿　枳壳八分　乌药一钱　独活八分
半夏一钱二分　羌活八分　南星一钱二分　白芷八分　知母八
分，蜜水炒　黄柏八分　甘草五分

上作一服，水二钟，姜三片，煎服。

治寒湿气作脚腿痛　此药服后，竟投痛处，出汗如
神。

番木鳖子一两，用牛油炸黄色，炒干　两头尖三钱，火炮

上共为细末，每服四分，空心烧酒调下。未止，次
日再加二分，三服觉有汗即效。

治寒湿气脚腿疼痛

乳香　没药各一钱　绵子仁三钱，炒红黄色　白糖一两

上为末，黄酒调下。

癫　疝

小肠气坠偏痛

以猪毛烧灰为末，每服二钱，空心热黄酒下，一服立止。二次加茴香服。

小肠疝气方

荔枝核不拘多少，炒过为末。每服二钱，空心热酒送下。

治偏坠气方

猪悬蹄，烧存性为末，每服三钱，黄酒调下。

治阴囊肾茎肛门瘙痒不可忍者，抓破出血，好了又痒又抓

人言，用酽醋二碗，熬至一碗，洗患处，立止。

消　渴

黄连猪肚丸

黄连五两　麦门冬　知母　天花粉各四两　加葛根、生地黄各二两

上为末，入雄猪肚内缝定，置甑中蒸极烂，取出药，捣肚成膏，和药。如干，加炼蜜杵匀，如梧子大。每服五十丸，米饮下，加至百丸。

治三消如神

用蚕茧壳或丝绵，煎汤服之皆可，无时服之。

浊　　证

清浊锁精丹　治白浊，大能化痰如神。

白矾二两，飞过　滑石二两

上为末，早米糊为丸，梧子大。每五十丸，米饮空心下服之。

治白浊淋沥痛，因房欲不节，或精未施泄而将成下疳，神效

绿豆不拘多少，擂，井花水澄清空心服。

洗法：用花椒三钱，葱白七根，煎水，先熏后洗。

治遗精白浊

山药一两　黄柏二两，酒炒　牡蛎五钱，火煅，火淬七次　白茯苓一两

上共研细末，酒糊为丸，如梧子大。每四十丸，空心水酒送下。

遗　　精

滋补丹　治夜梦遗精，或滑精虚损。

人参　白术　茯苓去皮　当归酒洗　川芎　熟地　白芍酒炒　枸杞子　杜仲去皮，酒炒　牛膝去芦，酒洗　天门冬去心　麦门冬去心　破故纸炒　远志甘草水泡　牡蛎煅

龙骨煅　金樱子去毛　莲蕊　甘草各等分

上为末，干山药末打糊为丸，如梧桐子大。每百丸，空心酒下。

石莲散　治遗精。

莲蕊　石莲肉　芡实　人参　麦门冬　茯神　远志甘草

上锉，水煎，空心服。

神龙丹　治遗精。

文蛤炒，二钱　白龙骨煅，三钱　白茯神去皮木，五钱

上为细末，醋糊为丸，梧子大。每服三十丸，空心温水下。

淋　症

治淋方

车前子草　葵花根

二味煎汤服之。

又方

木通五钱　甘草一钱

二味煎汤，服之立效。

青龙银杏酒　专治五淋白浊，疼痛苦楚，神验。

天棚草即瓦松嫩者，去根尖，三钱　银杏即白果，去壳，七个

上二味共一处，顺研极烂，滚黄酒调饮，一服即愈。

治血淋方

乱发烧灰存性，为末。每服一钱，空心白滚汤调服。

治久淋不止

当归 川芎 白芍 熟地 陈皮 半夏 茯苓 甘草各五分 升麻 柴胡 牛膝 黄柏 知母 白术 苍术

水煎，露一宿，空心服。

鸢凤散 治淋血。

公鸡一只，用二腿骨共六节，烧灰存性为末。每服一钱，黄酒送下。

小便出血方

用莴苣菜捣烂，贴脐上，立止。

加味滋肾丸 治热淋管痛，并两足热宜服。

黄柏八两，酒拌，晒，炒 知母法同上 五味四两 青盐五钱

上为细末，粥糊为丸，如梧子大。每服五七十，空心米饮汤任下。

小 便 闭

治小便不通樊进忠经验

用蟋蟀，一名促织，大者三个，焙干为末，煎竹叶汤调服，神验。

治小便不通

麝香、半夏末，填脐中，上用葱白、田螺捣成饼，封脐上，用布带缚住；下用皂角，烟熏入马口，自通。女人用皂角煎汤，洗阴户内。

治小便不通

用皮硝一合，连葱须一根，捣为一处，用青布摊在上，似膏药样，用热瓦熨之即出。

治小便不通腹胀疼痛欲死

野地蒺藜子，不拘多少，焙黄色为末，温黄酒调服，立通。

神灰散　治小便不通，登时见效。

用苘麻烧灰，黄酒调服。

大　便　闭

通肠饮　治大便不通，经验。

皮硝提过净者，五子　葱白连须五枝，捣烂，加蜜少许

用黄酒调饮即通。

大便不通

用皮硝五钱，热酒化开澄去渣，加香油三四茶匙，温服，须臾即通。

大便不通

大黄　皮硝　牙皂

三味等分，水煎，一服立通。

治大便不通

大黄一两　皮硝一两半　细茶一两　蜂蜜三匙

上用水煎，去渣温服，忌生冷之物。

大便不通

大麦芽，不拘多少，捣碎入黄酒壶，煮一沸，服之立通。

大 小 便 闭

颠倒散　治脏腑实热，或小便不通，或大便不通，或大小便俱不通。

大黄六钱　滑石三钱　皂角三钱

上为末，黄酒送下。如大便不通，依前分两服；如小便不通，黄三钱、石六钱、角如前；大小便俱不通，黄、石均分，角亦如前。

痔 漏

痔肿痛

葱头共蜜捣，点一指头，肿处冰冷即消散。

点痔漏方

头伏日采下瓦松，熬水，不时洗之。

治肠风下血

乌梅连核四两，烧存性　黄连四两

上为末，醋糊丸，桐子大。每服七十丸，茶清送下，药尽而愈。

又方

猪肠头五寸长，煮烂，用黄连为末，和捣极如泥可丸，如梧桐子大。每服七十丸，空心盐汤下。

治肠风痔漏

用鹅胆汁点痔，又用新汲水早晚洗之，常洗最效。

治痔下血

槐花、荆芥穗各等分

上为末，每服一钱。空心茶清送下。

治翻花痔

马齿菜一斤，烧存性，细研，猪脂调搽。

痔漏

五①倍子大者一个，取孔　当归　防风等分为末，装实

以环眼马粪入油篓，置五倍子熏之，一两次，有一桶落下，长短不等，疮永不发。

治漏方

熟枣一大枚　水银一钱

共揉不见星，随漏眼大小，做条塞入，虫死疮即渐愈矣。

槐壳丸　专治痔疮。

槐花拣净微炒，八两　枳壳去瓤，三两

---

① 五　原脱，据《珍本医书集成》补。

上共为细末，炼蜜为丸，如梧桐子大。每服一百丸，空心白滚汤送下。

洗痔神方

曲曲菜 小虫卧单 马齿菜 猪牙草 花椒 槐条 茄根

煎水，先熏后洗。后用珍珠煅，一钱、琥珀一钱、片脑二钱，为末搽上。

治痔漏

地骨皮炒 金银花 槐角子煮熟，去皮炒 当归酒浸，炒 刺猬针炒黄色，各等分

上为细末，江米饭捣为丸，如梧子大。每服三钱，一日三服，米汤送下。忌发气物。再加皮硝、五倍子，煎水熏洗。

肠　澼

大便下血，肠痛不可忍，肛门肿起

大黄 黄芩 黄连 栀子 黄柏 赤芍 连翘 枳壳 防风 甘草

上水煎，空心服，外用金凤花煎水频洗，肿消痛止。

治大便下血

槐子不拘多少，炒为末，雄猪胆为丸，梧子大。每服五十丸，空心白滚水送下。

大便下血秘方

茅根不拘多少，煎汤服之，立止。

大便下血如流水不止者

用黄连一两，金华酒煎服，一服立止。

大便下血方

当归　川芎　白芍　熟地各一钱　阿胶炒　槐花　条
芩各八分　栀子六分

酒煎，空心服。

大便下血秘方

干柿饼，烧存性为末，每服二钱，空心米汤调下。

脱　肛

脱肛方

蝉蜕①焙黄

为末，点即上。

洗法，治脱肛。

用五倍子三钱，白矾一块，水煎温洗，以芭蕉叶或
荷叶缓缓托上。

又宜蜘蛛七个烧存性，为末，每少许香油调敷。

又宜生蜘蛛捣，搭脐上即收效。

又宜死鳖头一枚，烧令烟尽，捣末敷肛上，以手接

---

① 蝉蜕　原作"蟾脱"，迳改。

援之。

又宜乌龙尾即梁上尘灰同鼠粪和之，烧烟于桶内，令坐其上，熏之数遍，即上不脱为效。

诸　　虫

追虫取积丸

黑牵丸一斤，取头末四两　槟榔六两，取头末四两　巴豆二两，去壳　大皂角半寸长，二十锭

上用水三碗，将巴豆、皂角入锅内煮之，一碗去滓，将水和前药末为丸，如梧桐子大，晒干，用水一碗洒之，再晒干，又水洒之，又晒，光亮如水晶相似。每服三钱，四更时调砂糖送下。如不行，饮热水一口催之。行十一二次，忌口五七日为妙。此药有虫取虫，有积取积，效。

杀虫丸　宜虫疾，当时取效，消痞块，即除根。

槟榔　牵牛各一两二钱　锦纹大黄四钱　木香八分　雷丸　芜荑　锡灰　使君子肉各三钱

上为细末，用连须葱煎汤，露一宿，为丸。如小豆大，每服四钱，连根葱汤送下。

卷三　康集

妇　人

加减四物汤　治诸病神效。

驱风四物汤　治血虚头目眩晕，头风头痛，或时头面作痒，或肌肤痒皆治。

生地黄酒洗，一钱　川芎一钱　赤芍八分　当归酒洗，一钱荆芥七分　防风去芦，七分　羌活八分　独活八分　白芷七分藁本八分

上锉，水煎，量疾食前后温服。

除寒四物汤　治气血虚，身体怯冷，但逢时少寒，为之耸肩。

熟地黄　南芎　白芍酒炒　白茯苓去皮　当归身酒洗，各一钱　干姜五分　石菖蒲七分　黄芪蜜炒　人参各七分　甘草三分

上锉，水煎，不拘时服。或寒战加官桂。

清暑四物汤　治盛暑身热，头疼目昏。

生地黄　赤芍　赤茯苓去皮　白扁豆　当归去头，酒洗川芎　香薷　柴胡　黄芩去朽　桔梗去芦　甘草各等分

上锉，水煎服。

除湿四物汤　治感湿气遍身骨节疼痛，四肢困倦。

当归去头，酒洗　川芎　赤芍　生地黄　赤茯苓去皮　苍术米泔浸，炒　猪苓　泽泻　木通　防风去芦　羌活各等分　甘草减半

上锉，水煎，不拘时服。

明目四物汤　治血虚目暗生花。

当归酒洗　南芎　白芍酒炒　熟地黄　肉苁蓉酒洗　酸枣仁炒，各一钱　木通五分　石菖蒲七分　甘枸杞子一钱　甘菊花一钱

上锉，水煎服。

聪耳四物汤　治耳闭。

当归酒洗　川芎　赤芍　生地黄各一钱　石菖蒲　酸枣仁炒　白芷　木通　枳壳麸炒　青皮去瓤　荆芥　薄荷　藁本各七分　甘草二分

上锉，水煎，食后服。

除眩四物汤　治头目昏眩。

当归身酒法　川芎　赤芍　生地黄各一钱　羌活八分　细辛五分　藁本七分　蔓荆子一钱　白芷一钱　甘草三分

上锉，水煎服。

清晕四物汤　治血虚时时昏晕，不得清爽。

当归　川芎　白芍酒炒　熟地黄　蔓荆子各一钱　细辛五分　半夏汤泡透切片，姜汁炒一钱　金沸草　荆芥　防风　羌活　独活各六分　甘草三分

上锉散，生姜三片，水煎服。

止呕四物汤　胃气不和，时或呕吐，有物吐出。

当归酒洗，七分　白芍酒炒，一钱　川芎减半，五分　半夏汤泡切片，姜炒，一钱　陈皮一钱　人参去芦，五分　白术去芦，土炒，一钱　白茯苓去皮，一钱　枳壳去瓤，麸炒　槟榔

上锉，生姜三片，水煎，不拘时服。

除秽四物汤　胃气不和生呕，不进饮食，无物吐出者。

当归身酒洗，一钱　南芎五分　白芍酒炒一钱　槟榔七分　半夏汤泡，姜汁炒，一钱　干姜炒　桔梗各五分　枳壳去瓤，麸炒，七分　青皮去瓤，七分　金沸草五分　陈皮一钱　青木香五分

上锉，生姜三片，水煎，不拘时服。

散痞四物汤　脾胃虚，胸中不时痞闷不宽。

当归酒洗，八分　川芎五分　白芍酒炒，一钱　枳壳去瓤，麸炒　枳实麸炒　青皮去瓤　香附米炒　乌药　槟榔各七分　青木香五分　陈皮一钱

上锉，生姜三片，水煎服。

消胀四物汤　治气块时时膨胀。

当归酒洗，一钱　南芎八分　枳壳去瓤，麸炒　赤芍八分　枳实麸炒　青皮去瓤　陈皮　槟榔各一钱　半夏汤泡，切片，姜炒　大腹皮各一钱　青木香五分

上锉，生姜三片，水煎，温服。

清热四物汤　血虚津液干燥，肌体烦热，手足心热。

当归酒洗,一钱　川芎八分　生地黄　熟地黄　赤芍各一钱
天花粉　地骨皮　柴胡　前胡　黄芩　桔梗　百合　麦
门冬去心,各八分

上锉，水煎，不拘时服。

除烦四物汤　虚损，面上心中时或烦热。

当归酒洗　川芎　赤芍　生地黄　天花粉各一钱　五
味子十个　麦门冬去心　前胡　干葛各八分　淡竹叶十个
人参七分　石膏一钱

上锉，水煎，不拘时服。

止渴四物汤　血虚心火旺，津液少，故生渴也。

当归酒洗　川芎　白芍酒炒　生地黄各一钱　柴胡
前胡各七分　五味子十个　麦门冬去心,一钱　干葛七分　人
参七分　天花粉一钱　知母一钱　石膏一钱　乌梅一个

上锉，水煎，不拘服时。

止痛四物汤　血虚弱，浑身四肢疼痛。

当归酒洗　川芎　白芍酒炒　熟地黄各一钱　秦艽
丹参　羌活　骨碎补各八分　木瓜　良姜　均姜　五加
皮　玄胡索各七分

上锉，水煎服。

除痿四物汤　治身虚四肢痿弱倦怠。

当归酒洗　川芎　白芍酒炒　熟地黄　菟丝子酒洗
肉苁蓉酒洗　白术去芦、油,各一钱　五味子十个　陈皮　香
附子　骨碎补各八分　鹿茸酥炙,七分　破故纸酒炒,七分

上锉，水煎，空心服。

健步四物汤　血虚不荣于下部，故令足痿弱，不能行步。

当归酒洗　川芎　白芍酒炒　熟地黄各一钱　牛膝去芦,酒洗　木瓜　川续断各一钱

上锉，水煎，空心服。

和解四物汤　伤风感冒，四肢倦怠，头目昏痛，身热。

当归酒洗　川芎　赤芍　生地黄各八分　藁本　羌活　前胡　防风　白芷各一钱　甘草三分

上锉，生姜三片，葱二根，水煎，热服。

止嗽四物汤　肺热上壅痰嗽。

当归酒洗　川芎　赤芍　生地黄　前胡　桔梗去芦　紫苏　杏仁去皮尖　金沸草　黄芩　知母　贝母　桑白皮各等分　甘草减半

上锉，生姜三片，水煎，温服。

化痰四物汤　痰壅不利，胸膈不宽。

当归酒洗　川芎　赤芍　陈皮　半夏汤泡,姜炒　白茯苓去皮　桔梗去芦　枳实　青皮去瓤　香附米各等分

上锉，生姜五片，水煎，温服。

顺气四物汤　时觉心中气不下降，痞塞不通，或有积块。

当归酒洗　川芎各一钱　赤芍　枳壳麸炒　乌药各八分　三棱醋浸,炒　莪术醋浸,炒　槟榔　远志甘草水泡,去心　青木香　砂仁各五分　青皮去瓤　陈皮　香附米各一钱

辰砂另研，五分　麦门冬去心，一钱

　　上锉，水煎服。

　　定喘四物汤　肺气不利，故令喘促。

　　当归酒洗，六分　川芎六分　白芍酒炒，六分　生地黄七分
白茯苓去皮　前胡　桔梗去芦　杏仁去皮　葶苈　紫苏
桑白皮　金沸草　枳壳去瓤，麸炒　枳实麸炒，各八分　甘
草三分

　　上锉，水煎服。

　　消肿四物汤　治遍身浮肿。

　　当归酒洗　川芎　赤芍各六分　车前子一钱　青木香五分
赤茯苓　猪苓　泽泻　大腹皮　葶苈一钱　防风　木通
槟榔各一钱

　　上锉，葱三根，水煎，食前服。

　　治淋四物汤　膀胱热结，小便难。

　　当归酒洗　川芎　赤芍　生地黄　葶苈　木通　车
前子　防风　山栀　条芩各等分

　　上锉，葱白三根，水煎，空心服。

　　止泻痢四物汤　治肠腹虚滑，或泻或痢不停，虚寒
久者宜服。

　　当归酒洗，六分　川芎五分　苍术米泔浸，炒　白术去芦，
各一钱　木香　丁香　干姜　官桂各五分　香附子　厚朴
姜炒　车前子　诃子肉　肉豆蔻火煨，去油，各一钱

　　治痢干姜要炮，里急后重加槟榔、木香。

　　上锉，生姜三片，水煎服。

除痢四物汤　治痢赤白日久，虚寒者可服。

当归酒洗　川芎　白芍酒炒，各一钱　干姜炒，五分　阿胶炒　厚朴姜炒，各一钱　青木香　艾叶各五分

热盛加黄连、黄芩，里急后重加槟榔。

上锉，水煎，空心服。

通经四物汤　经脉不通，不可一例用药。有血壅盛而不通者，用破血之药以通之。有血不行者，非是不行，乃血虚乏，若用破血之药以通之，非不通行，经后愈损人矣。血虚血旺，俱在两尺脉中试之，有力无力辨之耳，庶获不差。

当归酒洗　川芎　白芍酒炒　熟地黄各一钱　人参　黄芪蜜炒　肉苁蓉酒洗，各七分　五味子十个　红花五分　苏木一钱

上锉，葱白三茎，酒水煎，空心服。

清血四物汤　血壅过不行。

当归酒洗　川芎　赤芍　生地黄各一钱　鬼箭　三棱醋浸，炒　玄胡索各七分　红花五分　姜黄　苏木各八分　白术去芦　牡丹皮各一钱

上锉，水煎，入酒同服。

安胎四物汤　胎气不安，腰疼重坠。

当归酒洗　川芎　白芍酒炒　熟地黄各一钱　地榆　续断　木香　前胡　丹参　紫苏　阿胶炒　砂仁　艾叶醋炒，各五钱

上锉，葱白一根，水煎，空心服。

催生四物汤　胎连日不下，死于腹中。

当归酒洗，二钱　南芎二钱　桂枝　鬼箭　白芷　苏木　红花　干姜　牛膝去芦　牡丹皮　玄胡索各五分　麝香另研，三分，临服入汤药内，搅匀服之

上锉，一剂，水酒煎服即下。

保产四物汤　治产后虚损诸病。

当归酒洗　南芎　白芍酒炒　熟地各一钱　白术去芦，炒，一钱　白茯苓去皮，一钱　陈皮八分　干姜炒黑，五分　益母草一钱　香附米炒，一钱　甘草炙，三分

昏愦加荆芥穗，口干加麦门冬，盗汗加黄芪蜜炒，不寐加酸枣仁炒，恶露不行加桃仁　红花。

上锉，生姜三片，枣一枚，水煎温服。发热加童便一盏同服。

化积四物汤　因饮酒中毒，或时胸中痞闷，腹中膨胀者，有妨饮食。

当归酒洗　川芎　赤芍　三棱醋浸，炒　莪术醋浸，炒　青皮去瓤　陈皮　枳壳麸炒　枳实麸炒　槟榔　砂仁　香附　莲肉各七分　乌梅一个　青木香五分　白豆蔻去壳，五分

上锉，水煎服。

进食四物汤　脾气不和，胸中饱闷。

白芍酒炒，一钱　川芎七分　香附一钱　砂仁八分　陈皮八分　枳实麸炒，七分　槟榔七分　乌药七分　青皮去瓤，七分　莲肉七分　白豆蔻去壳　青木香各五分

上锉，生姜三片，水煎，温服。

化气四物汤　气逆上攻，胸胁作痛。

川芎　赤芍　青皮去瓤　陈皮　香附　槟榔　木香　乌药　莪术醋炒　川乌火炮，去皮尖　三棱醋炒　石菖蒲　良姜各等分

上锉，水煎服。

扶劳四物汤　血虚成劳，遍身骨节酸痛，五心烦热，盗汗，不时饮食。

当归酒洗　川芎　白芍酒炒　熟地黄　黄芪蜜炙　麦门冬去心，各一钱　柴胡　地骨皮　秦艽　丹参　天花粉各七分　陈皮　香附　砂仁　枳壳麸炒　前胡各七分

上锉，水煎服。

调经四物汤　血气不调，或前或后，或多或少，但调气，经脉自匀。

当归酒洗　川芎　白芍酒炒　熟地黄各一钱　青皮去瓤　陈皮　丹参各八分　川乌火煨，去皮，脐，七分　红花五分　桃仁去皮，十个　紫苏　香附各六分　砂仁五分

上锉，水酒煎服。

清带四物汤　治血淋，赤白带下。

当归酒洗　川芎　熟地黄　枳壳麸炒　香附炒，各一钱　白附子　防风各五分　橘红一钱　良姜五分　荆芥七分　甘草三分

上锉，枣三枚，酒一钟，煎七分，入白面一撮，入净肉汁，再煎二三沸，空心服。如白带多，加均姜炮

吴茱萸炒。

胎产四物汤 胎前产后，腰胯疼痛。胎前数服，胎滑易产；产后数服，能去败血。

白芍酒炒，一钱 川芎七分 枳壳麸炒，七分 陈皮八分 莪术醋炒，六分 香附炒，一钱 大腹皮 当归各一钱 紫苏七分 甘草三分

上锉，生姜三片，葱白三根，水煎，空心服，忌生冷。

四时增损四物汤 调理妇人女子诸症。

春倍川芎，夏倍芍药，秋倍地黄，冬倍当归。

经 闭

治妇人经脉不通方

大黄二两，面包烧熟 头红花二两 肉桂一两，去粗皮 吴茱萸一两，炒 当归一两，酒洗，炒

上五味为细末，每服二三钱，好黄酒调下，量人虚实加减。一方加香附米一两，莪术、槟榔各五钱，尤佳。

治妇人干血气

海金沙二钱 穿山甲一钱 大附子二钱 皂角二钱 苦丁香二钱 巴豆一钱半，生用 麝香一分 红花二钱五分 桃仁①七个 葱白三枝 丁香二钱

上共为末，丸如弹子，丝包入内用。每药三分，加

---

① 仁 原作"头"，据《珍本医书集成》本改。

麝半分。

万化膏　治日久经闭不行，神效。

真香油一小酒杯　蜂蜜一小酒杯

上共合一处，磁碗内盛之，重汤煮一炷香，空心热服即通。

养血调经丸　治妇人经闭，或二三年不通者，脐左下一块如碗大，间或吐血或便血，余无恙。此血虚气盛脾弱郁，用后二方一消一补，即效。

当归酒洗，二两　南芎一两　白芍酒炒，二两　熟地四两　山茱萸酒蒸，去核，二两　白茯苓去皮，一两半　山药二两　牡丹皮一两半　泽泻一两半　栀子炒，一两半　益母草二两　生地酒洗，二两　香附醋炒，二两　陈皮一两半

上为末，炼蜜为丸，梧子大。每服三钱，空心淡姜汤下。

消积通经丸

南香附醋炒，十两　艾叶醋炒，二两　当归酒洗，二两　南芎一两　赤芍一两　生地二两　桃仁去皮，一两　红花酒洗，一两　三棱醋炒，一两　莪术醋炒，一两　干漆炒，一两

上为细末，醋糊为丸，如梧子大。每服八十丸，临卧淡醋汤下。

血　崩

治血山崩不止

　　用核桃连粗皮，以黄酒煮数滚，取出嚼食，仍用酒送下，即止。

　　葙子散　治血山崩漏。

　　葙子二枚，烧胡为末，黄酒调服。

　　固经散　治血山崩，神效。

　　大蓟根不拘多少，烧灰存性，为末。空心好热黄酒调下，即止

　　治妇人血崩如泉流不止

　　棉花子铜器炒尽烟，为末。每服二钱，空心黄酒下

　　备金散　治妇人血崩不止。

　　香附子炒，四钱　五灵脂炒，二两　当归尾一两二钱

　　上为细末，每服二钱，空心黄酒送下。

　　一方米糊丸，空心五十丸，用醋汤送下。

　　治血山崩如泉涌不止

　　干驴粪为粗末，入坛内烧烟，令崩妇人坐其上烟熏，久久自止。

　　治血山崩

　　郁花子仁炒黄色　黄芩　甘草

　　上等分为末，每服二钱，空心黄酒送下。

　　治血崩

　　腥腥草锉，一剂，水煎服之，立止。

　　妇人血崩方

　　蒲黄　五灵脂　官桂　雄黄　甘草各一钱

　　上为末，每服一钱，姜汤调下。

　　血山崩

当归一两　龙骨煅，一两　香附子炒，三钱　棕毛灰半两

上为细末，空心米汤饮调下四钱，忌油腻。

带　　下

治妇人赤白带下，男子白浊。

硫黄一两，烧酒淬七次　官桂三钱　陈皮一钱二分　白芷二钱　当归一钱二分　甘草二钱

上共为末，每服一钱，空心黄酒送下。

刘刺史丸　治赤白带下。此药不寒不热，得其平和，助阴生子神效。

肉苁蓉酒洗，一两三钱　覆盆子去蒂，一两二钱　蛇床子一两二钱　菟丝子酒制，一两二钱　乌贼骨八钱　五味子六钱　当归酒洗，一两二钱　川芎一两一钱　白芍一两　防风六钱　黄芩五钱　艾叶三钱　牡蛎八钱，用盐泥固济，煅透去泥研

上焙干为末，炼蜜为丸，每服三十或四十丸，早晚青盐汤送下。

二白丸　治白带如神。

石灰一两　茯苓二两

上为末，水丸，每服三十丸，空心白水下。

火龙丹　专治男妇下元久冷，赤白带下，如神效。

硫黄　丁香　甘松　山奈各二钱

上共为细末，炼蜜为丸，如绿豆大，每服七丸、九

丸，空心热黄酒送下。

求　　嗣

神仙种子奇方

巴戟肉_{二两五钱}　菟丝子_{酒制，二两}　鹿茸_{酥炙去毛，一}
_{两，须真茄茸}　吴茱萸　白及　白茯苓_{各一两}　大附子_{童便浸}
_{三日，切片，阳干，五钱}　牛膝_{酒洗，去芦}　细辛_{各五钱}　菖蒲
厚朴_{姜炒}　桂心　人参　白蔹　没药_{各四钱}　当归_{三钱}
乳香_{二钱}

上共为细末，和丸如梧桐子大。每服五七十丸，空心黄酒送下，或盐汤亦可。壬子日修合，男女每日服之。无男子，妇人不可服。亦不可过服，恐成双胎。

金莲种子方

附子_{生用，去脐}　白茯苓_{去皮，各一两半}　杜仲_{去皮，炒去}
_丝　桂心　秦艽　防风_{各三钱}　干姜_{一钱，生用}　牛膝_{一钱}
砂仁_{一钱}　细辛_{一钱}　人参_{二钱}　何首乌_{二钱}　菟丝子_{一钱}
益母草_{二钱}　大黑豆_{二钱}

上共为细末，炼蜜为丸，如黄豆大。每服三十丸，茶酒送下，效。

仙传种子药酒方

白茯苓_{去皮，净一斤}　大红枣_{煮去皮核，取肉半斤}　胡桃
肉_{去皮，泡去粗皮，六两}　白蜂蜜_{六斤，入锅熬滚，入前三味搅匀，}

再用微火熬滚，倾入磁坛内，又加高烧酒三十斤，糯米，白酒十斤，共入蜜坛内　黄芪蜜炙　人参　白术去芦　川芎　白芍炒　生地　熟地　小茴　枸杞子　覆盆子　陈皮　沉香　木香　官桂　砂仁　甘草各五钱　乳香　没药　五味子各三钱

上为细末，共入蜜坛内和匀，笋叶封口，面外固，入锅内大柴火煮二炷香取出，埋于土中，三日去火气。每日早午晚三时，男女各饮数杯，勿令大醉。安魂定魄，改易颜容，添髓驻精，补虚益气，滋阴降火，保元调经，壮筋骨，润肌肤，发白再黑，齿落更生，目视有光，心力无倦，行步如飞，寒暑不侵，能除百病，交媾而后生子也。神秘不可传与非人，宝之宝之。

种子方

人参　五味子各三钱　白及　吴茱萸去皮，各一两　白附子火炮，二两　细辛去土，五钱　乳香五钱，另研　当归酒浸，三钱

上共为细末，炼蜜为丸，如梧桐子大，每服十五丸，空心温黄酒送下。

秃鸡丸　治男子阳道痿软，久无子息，服之旬日见效。

肉苁蓉酒洗，一两　远志去心，一两　甘草水泡　蛇床子一两，盐酒炒　山药一两　木香一两　菟丝子酒制，三两　细辛一两　五味子一两　莲蕊一两　沉香一两　益智仁一两半，炒　木鳖一只，去壳

上为细末，炼蜜为丸，梧子大，空心五十丸，温酒

下。大壮阳道，无妻不可服。

诗曰：

活人曾不受黄金，红杏栽成春满林。

石室丹炉藏世域，青囊后发复全生。

妊　娠

安胎方　半产多者，有胎先于两月半后，即服此药十数剂；四月六月之后，各服数剂，以防此患。至九个月，内服达生散数服，可保无虞。至十个月，可服瘦胎散。

人参　白术　茯苓　甘草　当归　川芎　白芍药
熟地黄　陈皮　阿胶　艾叶　条芩

多气加香附、砂仁，有痰加姜制半夏。

上味姜水煎服，为丸亦可。

紫苏饮　治胎气不和，凑上心腹，胀满疼痛。兼治临产惊恐，气结连日不下。

当归　川芎　白芍药　人参　紫苏　陈皮　大腹皮
甘草

上锉，生姜五片，葱白七寸煎服。

腹痛加香附米，咳嗽加枳壳、桑白皮，热加黄芩，呕加砂仁，泻加白术、茯苓。胎前诸病，用此加减有效。

产　育

催生方

咒曰：九天玄女下界来，身穿罗衣脚撒鞋。扬子江河一点水，产妇吃了产门开。谨请南斗六星，北斗七星，吾奉太上老君，急急如律令敕。默念七遍，吹在水内，产妇吃之即下。

治妇人难产及横生逆产如神

蛇退皮焙干一条为末，每服五分，黄酒调下，效。

治横生逆产胎死腹中

先用伏龙肝三钱为末，黄酒调服，即用平胃散，加皮硝五钱，麝香一分，水煎温服，立效。

治难产方

用鱼鳔三寸，灯焰上烧过，为末，每一分，用好黄酒调服。横生直下者服五分。

治胎衣不下

当归二钱　苏木二钱　麝香少许，另用

上用水一钟半，煎至一钟，入童便一钟，并麝香末，调匀服之，立下。

产　后

妇人产后十八症论

第一论　产前母遭热病欲死者何也？答曰：因母掩热病，六七日，脏腑极热，蒸煮其胎，是妨子死在腹中。何以治之？但服乌金散，须臾自然儿生。其状脐下疼痛，指甲青，口边沫出，用滑石、榆皮、酒三味，同煎三五沸，温服。

久缠热病近子宫，肚热蒸胎不可禁，

脐下疼时有顷刻，口中沫出命逡巡，

唇青齿黑推三命，手腿筋抽换四邻，

试看乌金功力效，酒调三服便安宁。

第二论　难产者何也？缘已成就，食母血十月满足，自有余血，遂结成块，名为儿枕。凡生产之时，儿枕先破，败血散入囊中，故难产，急服乌金散，逼去败血，自然儿生。若胎衣未下，用燕子粪炒黄色，同滑石、榆皮、酒四味，同煎温服。

腹痛连时至夜半，医人无路救灾危，

千斛汤药施无计，万种书符效验迟，

痛愁彻心何路去，昏迷勿听认人知，

试将酒调乌金散，必定平安效莫疑。

第三论　产后胎衣不下者何也？缘母子生讫，腹中败血流入衣中，被血所胀，故衣难下。但服乌金散，去衣中败血，则衣带自断，须臾自然衣下。用树棕烧灰，燕子粪炒黄，童子小便、酒同煎，温服。

子落衣留在腹中，居家愁闷一心同。

须知血返衣中聚，结胀衣根在产宫。

莫信凡医行取次，无过此药有神功。

连将温酒调三服，须臾逐血自然通。

第四论　产后三五日以来，起坐不得，眼见黑花生，及昏迷或极冷不识人者何也？答曰：缘产后三五日，血气未定，败血流入浑身五脏，奔注于肝脏[①]。医人不识，多作暗风治之，百无一存。用榆皮烧灰，生铁烧红，酒浸三次，玄胡索、童便四味，同煎温服。

血夺肝时眼见花，邻人都道是风邪。

狂言似鬼安知次，乱语如神莫测涯。

恍惚清神看不定，惊慌愁虑恐悲嗟。

若吃三服乌金散，管保全安喜气赊。

第五论　产后口干，闷多烦渴者何也？答曰：缘生产三五日，血气未定，因食腥酸热物，瘀血结住在心脏，故有此疾，医人不识，多作胸腹膨闷治之，非也。宜用当归、酒、童便三味，同煎温服。

因伤热物口生干，积聚心头返不安，

迷闷昏沉增败血，惊忙困渴又生寒，

唇干口齿咽喉急，恍惚精神语数难，

性命不安看顷刻，乌金试服立安痊。

第六论　产后寒热往来，腰背疼痛者何也？答曰：缘产后寒于风穴，邪气入腹，败血不尽，上连心肺，下逐肝脏，故令寒热如疟疾，或腰腹疼痛。医人不识，作

---

① 脏　原作"肠"，据《珍本医书集成》改。

疟疾治之，百无一存。但服乌金散，童便、酒、当归同
煎，温服。

> 败血流来似疟看，肺羸脏气变多端，
>
> 喘残壅盛连心肺，紧逐风邪即入肝，
>
> 头疼腰痛身壮热，口干体战更增寒，
>
> 神功是有乌金散，入口逡巡命自安。

第七论　产后返热，遍身四肢寒热者何也？答曰：
缘五脏败血攻注，流于四肢，停滞日久，不能还原，仍
化作脓血，故四肢俱肿。时人不识，多作水气治之，百
无一存。夫生气不固，何以治之？水气肿则喘，小便涩
滞，血气肿则四肢寒热，先服乌金散去败血，次服局方
通宝散，立效，用桂枝、红花、酒煎服。

> 血气肿溢入四肢，皮肤肿闷欲何医。
>
> 还因拥作三焦出，积恶攻心五脏衰。
>
> 气粗喘息如痢涩，血伤疼痛莫能知。
>
> 神仙是有乌金散，解救临危果不虚。

第八论　产后眼见鬼神，颠狂言语者何也？答曰：
盖因产后败血攻心，受之适忧，触被败血，蒸煮其心，
遂乃言语颠狂，如见鬼神。医人不识，多作风魔治之，
误也。但服乌金散，去却败血，其病自痊。用当归、童
便、酒煎服。

> 言语无休岂可轻，亲眷来看总不通，
>
> 物无事见言作怪，眼中须臾鬼神惊，
>
> 时时喘息心烦闷，往往增寒败血冲，

动似风魔缘血气，乌金服了便安宁。

第九论　产后失音不语者何也？答曰：人心有七孔九窍三毛，却被败血上冲心脏，闭七孔，遂乃言语不得。时人不识，多作失音治之。但服乌金散，去却心中败血，其病即愈。用玄胡索、棕皮、灰酒三味，煎服。

　　　　失音不语有何因，败血冲心误损人，

　　　　羸弱既过知本意，参差性命必沉沦，

　　　　满胸奔注冲七孔，流塞心中闷五魂，

　　　　莫言中风邪气作，乌金三服得安宁。

第十论　产后腹疼兼泻痢，或腹胀虚满者何也？答曰：缘产后未满月，误食冷水，或食热物，余血相投，结聚日久，渐渐腹胀疼痛，米谷不消，或脓血不止，腹胀虚满。若水气入腹，因冷疼痛，或泄泻、或痢，或五脏不安。血入小肠，变赤白带下。先服乌金散，去却败血，后调中，痢即安。用葛根、童便、酒同煎，温服之。

　　　　腹中疼痛有千般，呼吸精神语不安，

　　　　冷水热汤为疾病，分明相击血流残，

　　　　朝朝米谷难消化，日日虚盈五脏寒，

　　　　自有乌金散取治，何愁此病不安痊。

第十一论　产后百节疼痛者何也？缘产后被败血流入关节中，伤注日久，结聚虚胀，不能还原，因此疼痛。用牛膝、童便、酒煎服之。

　　　　百节疼时胸胁排，血流无处不经来，

或时肿痛人难辨，发作疼时似刃攉，

回转翻身无可忍，四肢疼痛叫声雷，

只因五脏皆虚弱，服取乌金散不衰。

第十二论　产后崩中，败血有如鸡肝者何也？答曰：缘产后败血，恶露自下未定，久而不治，或食腥酸之物，变作崩中，败血如鸡肝，发热昏闷难治，万无一存。先服乌金散，用樟柳根、杏胶、酒煎服之。

腹中疼痛如刀割，因食腥酸惹病愆，

频频落似鸡肝色，虚羸四体热兼寒，

有时奔注急烦躁，恍惚昏沉命转难，

但取乌金三二服，当时神效得安痊。

第十三论　产后血气不通，上气咳嗽，昏迷惊恐者何也？答曰：缘产后未经满月，血未还原，不能填补，因食热物湿面，壅结成病，积聚成块，即上气咳嗽，四肢寒热，口干心闷，背膊燥肿，梦多惊恐，腹中疼痛，日久月经不通，多致腹疼绕脐下，面带黄色忽赤，因此不治，变成骨蒸。但服乌金散，用樟柳根、杏胶、酒煎服之。

气残血败中心积，性命行看误杀人，

还因热面相牵系，往来增寒喘息频，

虚冷昏沉常在枕，形骸常被痛来临，

如何不用乌金散，便着身亡做鬼魂。

第十四论　产后胸膈气满，呕逆头疼者何也？答曰：缘产后血气未定，心中有恶物，是以肺气既否不安，自然吐逆，胸膈胁胀。勿作返食症治之，须服乌金散，去却心中恶物，其病自愈。用樟柳根、杏胶、酒煎服之。

　　　　腹中凝血气喘呵，又添呕逆吐涎波，

　　　　遍脐败血冲胸膈，绕心虚气汗流戈，

　　　　增寒头疼兼口苦，两胁膨胀怎奈何，

　　　　若要气顺心不闷，服取乌金见效多。

　　第十五论　产后小便赤色，大便涩滞者何也？答曰：缘产后败血，流入小肠中，闭却水门，故小肠闭涩，或攻产门肿。时人不识，多作下淋治之。但服乌金散，去却败血，用樟柳根、杏胶、酒煎服。

　　　　血入胎中推不知，小便淋涩大便迟，

　　　　乍寒乍热头流汗，恰以英荚向日葵，

　　　　花向日前如绫锦①，孔悲手足乱粘衣，

　　　　须臾诚验乌金散，莫信凡愚取次医。

　　第十六论　产后舌干鼻衄，绕项生瘢点者何也？答曰：缘产后败血，流入五脏，故有疾。但服乌金散，用当归、童便、酒同煎，温服。

　　　　绕项血瘢点不除，渐凝残血道流余，

　　　　败血流通伤七孔，口鼻经过以次衢，

　　　　通结四肢黄似赤，不然如面上皮肤。

　　　　早早寻医忙救治，服取乌金病自无。

　　第十七论　产后中风，腰疼眼涩，腿脚如弓者何也？答曰：缘产后未满月之时，或百日之内，伤行房

――――――――――――――――

　　① 锦　原作"绵"，据《珍本医书集成》本改。

事，或因于灸疮内中风，初时眼涩，体腰脊浑身筋[①]急，有如角弓，牙关紧闭。用河乌虾、野麻子草、酒煎服。

眼涩腰疼困后眠，多因房事致如然。

此肚为因邪血入，昏沉恍惚病牵连，

牙关紧闭筋[②]还急，腰脊弯时腿亦弯。

毋号见风兼血气，乌金三服得安身。

第十八论　咽喉如蝉声者何也？答曰：产后有热血相兼，或宿食热败血攻注，喘息不定，上下往来，与顽涎相结，故令喉中有此声。时人难救，遂言语不得。五脏未实，用乳香、酒煎服。

血冲心脏热相兼，喘息喉中不可堪，

顽涎瘀血相缠紧，往来徐徐渐加添，

富贵此时何不乐，姻亲满室不相瞻。

何服乌金三二服，管教身病即时安。

乳　　病

治吹乳

蒲公英　金银花

共一处煎浓，加黄酒服。

---

① 筋　原作"斤"，参下文歌诀改。
② 筋　原作"斤"，据《珍本医书集成》改。

一方

入患家门房上，或墙头地下，掐草四指长，以手捻，默念：我佛面前一科莲，结下子来献西方，金头娘子害吹奶。明问左边右边，患者应人实告。再说吹口气来，医即出，不可回顾，将草手心紧捻，出放在墙缝，以土厚盖，不可透风，即能止痛消肿也。

下乳方

半夏泡三粒为末，酒调服，即有乳。

吹乳咒

咒曰：上方玉女吹奶疼，下方玉女吹奶疼，一口吹在金簪上，按下金簪再不疼。谨请南斗六星，北斗七星，吾奉太上老君，急急如律令。朝太阳念咒七遍即消。

治吹乳肿痛不可忍

用半夏一个，葱白二寸，捣一饼。如左吹，塞入右鼻孔；右吹，塞入左鼻孔，经宿愈。

治吹乳乳痛神方

用葱根捣烂，铺乳患处上，用瓦罐盛火盖葱上，一时蒸热，汗出即愈。

妇人杂症

神秘万灵丹　专治妇人一切胎前产后，诸般病症，三十六种冷血风，八十二种风疝病，气乳中风淋血聚，

妇人胎孕不安，死胎不下，不过二三丸；胎衣不下，只
一丸；产后腹内搅痛，脐下如刀刺者，只服一丸；胎前
产后，赤白带下，呕逆填塞，心气烦满，怀胎近产，一
日一丸；临产不觉疼，若经脉不通，或来频并，或赤白
带下，饮食无味，面赤唇焦，手足顽麻，遍身生黑点血
癥者，一切诸疾，但服一丸，细嚼，温酒送下。又治产
后伤寒中风，体如板者，用麻黄汤下。

何首乌去皮，用黑豆九蒸九晒，忌铁器　川当归酒浸　两头
尖各五钱　川乌去尖，用火炮　草乌去尖，用火炮过　大茴香
川芎　人参去芦　防风去芦、尾　白芷　荆芥穗　桔梗米泔
浸　麻黄水煮四沸，去节　炙甘草　天麻各二两　白术米泔浸
木香火不见　辽细辛　血竭另研，各五钱　苍术半斤，米泔
洗过，入酒浸一宿，晒干，为末

上共二十味，俱为细末，炼蜜为丸，如弹子大。每
服一丸，细嚼，黄酒送下。

紫霞杯

硫黄一斤，烧酒煮过，每一两加雄、砂各一钱　丁香一钱　木
香一钱

上共为细末，将硫化开，入药搅匀，倾于模内，即
成杯矣。如有下元虚寒，酌酒服之，甚妙。后有西江
月：传得西方妙诀，炼成紫霞金杯。暖宫种子世无极，
善破胸中积滞。男子下元久冷，妇人白带淋漓。空心酌
酒饮三杯，胜服丹药良剂。

玉兔散　治妇人产后，阴下脱似肠者。

用鲜兔头一个，烧灰存性，敷之即缩上。此药虽平，有殊效。

小儿惊风

金箔镇心丸　治风痰胸膈积热，心神恍惚，急慢惊风如神效。

朱砂　马牙硝　片脑　麝香各一钱　甘草二两二钱三分
人参五钱七分　白茯苓六钱六分　紫苏一两

上为细末，炼蜜为丸，如圆眼大，金箔为衣。每服一丸，不拘时，薄荷汤化下。

保命丹　治惊风发热痰嗽，神效。

朱砂　郁金　天麻各一钱　防风　粉草　僵蚕炒去丝
白附子　青黛　薄荷　南星制同下　半夏用生姜汁浸二日，锉碎，各二钱　麝香少许　全蝎去尾、尖，一钱

上为末，炼蜜为丸，如皂角大。每服一丸，灯心薄荷汤闭送下。

保童丹　专治小儿急慢惊风。痰咳嗽喘满，不进乳食，虫瘠积热，膨胀等病，亦皆治之。

陈枳壳五对大者，去瓤，用巴豆七粒，去壳入内，十字缚定，好醋反复煮软，去巴豆，切片焙干，余醋留煮糊　三棱　莪术各五钱，煨　金箔十片　朱砂二钱，另研

上为细末，以前醋面糊为丸，如绿豆大，朱砂为衣。小儿未及一周一丸，已上三丸，三岁以下七丸，用

薄荷、灯心、金银环同煎汤下。如不能吞者，磨化与
服，大效。

大红末子

乌药顺气散一贴，加朱砂五钱，为细末。

治小儿发热惊风，及痘疹诸疾。量大小与服，黄酒
或米汤调下。多则一钱或几分。

脐风惊风

一粒朱砂一片雪砂、轻粉各一分，七个僵蚕三个蝎蚕
炒去丝，蝎焙，不论急风与慢风，只用原母身上血。

上为细末，乳汁调一分，敷乳头，儿口噙，吃下即安。

疳　疾

芦荟丸　治小儿疳积食积，面黄或青或白，小便如
泔，大便溏泻，腹有青筋，肚大如鼓，足瘦如柴，不时
发热，皆治。

胡黄连乳浸　山楂肉各五钱　鹤虱　芜荑　芦荟乳浸
川楝子肉　陈皮　白术　三棱醋炒　莪术醋炒，以上八味
各三钱　使君子肉十个　尖槟榔二钱　虾蟆头一个，乳浸炙干
阿魏八钱，醋煎化

上为末，加飞罗面，入阿魏为糊丸，如绿豆大。每
服三十二丸[①]。忌腥荤猪肉，百日外不忌。

---

① 丸　原作"服"，据《珍本医书集成》改。

治小儿癣疾如神

硇砂　硼砂各五钱　白滑石一两

上共一处为末，用鲇鱼一尾，去肠屎净，将药入肚内，用小铜瓦合住，盐泥固济，入炭火煅红，去鱼取出药为末。每先用一分，渐加至四五分为止，入鸡子内搅匀，蒸熟与儿食之，癣即愈矣。

神仙化癣丸

芦荟　青黛　木香　厚朴姜炒　陈皮去白　槟榔各一钱　使君子去壳　胡黄连　山楂肉　香附水浸　三棱煨，醋炒　莪术煨，醋炒，各二钱　人参　白术各三钱　水红花子　神曲炒　麦芽炒，各四钱　阿魏为糊，一钱　甘草炙，六分

上为末，将阿魏一钱，水研开，和面糊为丸，绿豆大。每服四五十丸，米饮、白汤任下。

小儿癣疾　并男妇一切积块。

核桃一斤　槟榔二十个　硇砂一钱　大黄一两

上三味为细末，入桃仁，水煮一炷香，水滚时，陆续入皮硝半斤，香尽硝亦尽，止食桃仁亦好。

牛黄散　治癣神效。

牛黄　芦荟　僵蚕各二钱　孩儿茶　阿魏　甘草各三钱　大黄一两一钱　穿山甲十片，黄土炒焦黄色

上为细末，每服五分，蜜水或黄酒空心服，忌生冷。

痞疾丸

阿魏二钱　天竺黄　芦荟　沉香　胡黄连　硇砂

雄黄　没药　穿山甲炙　草乌火炮　三棱　莪术各三钱

上共为末，将阿魏用黄酒放入白磁钟内，再坐砂锅内溶化，取出入群药搅匀，丸如豆大。每服二丸，黄酒送下。忌生冷油腻，热物不可食。

化癖膏

黄狗脑子三个　皮硝半斤　麝香三分　珍珠一钱

共捣成饼，分作三次用，先令病者饮食稍饱，令仰卧，揣块之大小，用笔圈定，以篾作圈围住，另用面作圈，放篾圈里，以草纸贴块上，将药摊贴纸上，用火慢慢熨之，熨尽药枯为妙。次日又如此，三次熨尽。用桃仁承气汤一剂，服之即下血块，神效。其脐翻出不治，其块收上心去不治。

贴癖神应膏

皮砂　山栀子　蜂蜜　酒糟　猪脂　水萝卜皮各一两半　硇砂一钱半　鸡子清二个　大葱一根　水红花子二钱　阿魏五分

上各味为细末，捣葱同鸡子清相合诸药，摊布上，贴患处。或用油纸裹住，频频润之。如今日午时贴起，至来日午时去之再贴。甚者不过三五贴，神效。

千金不换挝痞膏

血竭一钱半　乳香另研　没药各二钱，另研　阿魏二钱　大黄　雄黄　米壳　巴豆去油　人言各三钱　穿山甲三片，炙　芥子五钱，另研　鹤粪醋烹　皮硝　野葡萄根皮，炒干　凤仙草　蓖麻子各五钱，炒黄上为末，用小黄米做成粉子，炒糊，四两，研细，用陈醋和成膏，贴患处。每贴加麝香五分，独蒜一头捣十下，红绢一方，将药摊上，如干用醋润之，三炷香尽去药。三日一次，贴二次即好。

经验化癖千槌膏　治小儿大人内有积块，发热口臭。

皮硝提过明净者　　川椒去目　　蓖麻子去壳，各六两　　黄香即拔过松香，三斤　　绿豆半斤

先将绿豆半升，川椒六两，用水二瓢，熬成浓汁，滤去椒豆，止存净汁，再熬一炷香，入黄香在汁内，再熬二炷香离火，入皮硝，搅匀取出，入石臼内，加蓖麻子仁，陆续捣成膏为一块。临用时，量积块大小，以热水浴软，捏成一饼。先用麝香少许擦皮肤，使引气透，方覆药，仍以狗皮盖贴，随将有火熨斗，在膏药上熨三五次，再用绢帛勒之，三日一换，可除病根。此药能医大人小儿积块。忌食苦菜、豆腐、香椿、王瓜、茄子、鸡、鱼、醋、猪首肉。

黄阁化癖膏　专贴癖积气块，身体发热，口内生疮。此药用狗皮摊贴患处，每个重七钱，贴三日止热，贴七日觉腹微疼，十日大便下脓血为验，大有神效。忌生冷及腥晕发物百日。申阁下传

秦艽　　三棱　　黄柏　　莪术　　蜈蚣各五钱　　当归　　大黄各三钱　　真香油二斤四两　　黄丹一斤二两，水飞过，炒紫色　　穿山甲十四片　　全蝎十四个　　木鳖子七个

上将药入油内，煎黄色为度，滤去滓，捣烂待用。油冷入黄丹，用文武火熬，槐柳条不住手搅，黑烟起，滴水成珠，手试软硬，方可离火。次下四味细药，并入捣烂粗滓于内，真阿魏一两　乳香五钱　没药五钱　麝香一钱　皮硝三钱，风化为末　搅匀，以磁器内盛之。如用，坐水中溶化开，不可火上化。如有马刀、瘰子疮，加琥珀一两在内，无不效验。

明目化积丸　点瘀积热甚眼矇，神效。

牛黄　冰片各一分　熊胆二分　麝香七厘

上为细末，人乳为丸，米大。每二丸入眼，合久自化，有奇功。

治大人小儿癖积方

黑矾三斤　皮硝三斤

上用金花烧酒一碗，调二味匀，面一升和块，围病上，以熨斗加火，三日一熨，十日癖软。忌醋、酱、鱼、犬肉、豆等物。宜牛肉、白米粥，加小枣三个，入饭煮，先吃枣，后用饭，日三服。

吐　泻

治小儿吐泻方

寒水石一两　硫黄煅过，四钱

上为末，藿香煮水，打糊为丸，如鸡头子大。每服一丸，针扎灯上烧红，研末，米汤送下。

治小儿泄泻

赤石脂为末，面糊为丸，如黍粒大。每服十丸，米汤送下。

治久泻不止及脱肛

五倍子炒，一两　枯白矾三钱

上为末，水糊为丸，如梧桐子大，每服五七丸，空心米汤送下。

治小儿水泻

白矾　黄丹

上各五钱，用葱白同捣烂，涂脐上即止。

贴小儿惊痫水泻

巴豆二个，火炮，去油　皮硝　黄蜡

上三味各等分，捣成膏，摊在纸上，贴额颅上囟门下是也。有小泡起，即止其泄。

痢　疾

治小儿噤口痢

甜梨一个，取出子，入蜜填满，纸包火煨，熟吃立止。

治小儿水泻痢疾

蜂蜜三茶匙　飞矾三钱，为细末

白萝卜捣烂，扭水①半酒钟，调在一处饮之，出微

————————

① 扭水　据文义当为"绞汁"。

汗即好。忌酸冷三五日。

治小儿一切痢疾并噤口痢，七八日乃可服

五倍子不拘多少，炒黑色存性，为末，葱汁为丸，绿豆大。每服一二十丸，生姜汤送下。一服不已，再进一服，甘草汤送下，立愈。

治痢疾口疮神效

红麻子百粒　巴豆四十九个　雄黄　朱砂各五钱　蜂蜜量加

共捣烂，小儿痢贴印堂，如钱大，二炷香即起。久痢贴三日，一日一换。男女五七岁，贴三炷香。口疮贴鼻尖，久贴三日，一日一换。如少，合二麻子一豆，雄黄、朱一分。

疟　　疾

治小儿疟疾

用芫花根为末，每用一二分，三岁儿用三分，以鸡子一个，去顶入末，搅匀纸糊顶口，外用纸裹，糖灰火煨熟，嚼吃。

治疟秘方

天灵盖，烧存性为末，每服五厘，黄酒调下。

咳　　嗽

小儿咳嗽方

用生姜四两，煎浓汤，沐浴即愈。

治小儿痰嗽方

甜梨一个，入硼砂一分，纸包水湿火煨，熟吃，立愈。

治咳嗽方

杏仁去皮、尖　胡桃肉各等分

上二味为膏，入蜜少许，每一匙，临卧姜汤下服之。

牙　疳

治小儿牙疳搽上即生肌肉方

轻粉二分　孩儿茶一分　麝香一分　靛花三分

上共为细末，照疮大小，贴患处即效。

姜矾散　治小儿走马牙疳。

干姜五分　晋矾二钱　红枣三枚，烧存性

上共为细末，敷在患处。

口　疮

治小儿满口白烂生疮口糜

白术　茯苓　猪苓　泽泻　木通　生地　肉桂　甘草

上各等分，煎服，神效。

治小儿白口疮方

黄丹、巴豆同炒焦，去豆用丹，掺疮上，立止。

小儿口疮方

用孩儿茶为极细末，敷之立效。

一方用小红枣去核，入些微白矾，煅存性，为末，加入雄黄末，孩儿茶各一分，和匀搽之。先用荆芥煎汤洗口，后敷药立效。

小儿口疮方

黄柏_{蜜炙}　僵蚕_炒

上为末，敷之立效。

预 解 胎 毒

消毒丸　其效如神。

初觉时，将朱砂一味，先研为末，次用磁石引去铁屑，然后研为极细末，蜂蜜和水调匀，量儿大小与服。不问已出未出，痘疮疹子，皆可服之。轻者全然无事，重者可保无虞。服之多寡，因小儿岁数，二岁以下可服三四分，五岁以下可服六七分，十岁以下可服八九分。

消毒保婴丹

缠豆藤一两五钱，六七月收青豆上缠细红丝者是，采取阴干，妙在此　黑豆三十粒　赤豆七十粒　山楂肉一两　新升麻一钱五分　荆芥　防风　川独活　甘草　当归　赤芍药　黄连桔梗各五钱　生地　辰砂水飞，另研　牛蒡子各一两，纸炒

过　连翘二钱五分　苦丝瓜二个，长五寸者，经霜方炒，烧灰存性

上共为细末，和匀，净砂糖拌丸，李核大。每服一丸，浓煎甘草汤化下。

其前项药，须预辨精料，遇春分秋分，或正月十五日，七月十五日修合，务在精诚，忌妇人猫狗见之。合时向太阳祝药曰：神仙真药，体合自然，婴儿吞药，天地齐年。吾奉太上老君，急急如律令，敕。一气念七遍。

痘　疮

痘煮砂

升麻　川芎　当归各四两　甘草三钱　天麻　干葛各五钱

共六味，锉如豆，东流水五瓢，于砂锅煮朱砂四两，细绢袋盛之，悬于锅内，盘覆之，文武火煮，水干为度，水续添，勿令太沸，亦不可不沸，待煮水尽取出，晾干，收贮听用。量儿大小，一服六七分，炒过糯米三分，同研为末，白蜜一匙，熟水同调下。初发热者，服之毒气即散；见苗者服之，则稀亦稳；早回者，服之复起。

九味神功散　治痘出大盛，血红一片，七日以前诸症可服。

黄芪　人参　白芍　生地　紫草　红花　牛蒡子前胡　甘草

上锉，水煎服。热甚加黄连、黄芩各一钱；有惊加蝉蜕去翅足；若头粒淡黑色者，有寒乘之，加官桂一钱。

内托散 治气血虚损，或风邪秽毒冲触，使疮毒内陷，伏而不出，或出而不匀快。此药活血匀气，调胃补虚，内托疮毒，使之尽出，易收易靥。

黄芪炒 人参 当归各二钱 川芎 防风 桔梗 厚朴姜炒 白芷 甘草生，各一钱 木香 肉桂各三分

泄泻加丁香、干姜、肉豆蔻。

上方于红紫黑陷属热毒者，去桂加紫草、红花、黄芩；若淡白灰黑陷伏属虚寒者，加丁香救里，官桂攻表；当贯脓而不贯脓者，倍参芪归，煎熟入人乳，好酒温服。

起死回生散 治痘疮至七八日，忽然变黑收入，遍身抓破，吭喘慌乱，生死须臾，服此从新另出，立可回生。赵神仙传。

当归 川芎 白芍 生地黄 升麻 红花

上陷加白芷，下陷加牛膝，遍身黑陷加麻黄、象粪微炒，如一岁儿用二钱，大则用至三五钱者

上锉，一剂，半水半酒煎服。从新发出，脚下有黑疔，至七八日，用针挑去，以太乙膏贴之，即拔去毒，须连进二三服。

复生丸 治痘疹不起胀。

当归身 西芎 升麻 干葛 白芍 人参 黄芪

甘草各五钱　辰砂一两二钱　紫草茸一两

上为末，糯米粽为丸，鸡头子大。每服一丸，河水煎滚，入黄酒少许送下。

独参汤　治出痘至贯脓收靥之时，倒塌陷伏，心慌闷乱，死在须臾。

人参一两，水煎浓汁，灌下即省。

小 儿 杂 症

碧叶膏　治小儿遍身丹毒，神效。

菠菜叶，不拘多少，捣极烂取汁，扫敷在患处，二三次即愈。

牛黄消毒膏　治小儿一切丹毒，神验。

雄黄一钱　蜗牛五十个　大黄末一两

上共研为一处，用铁锈水调搽患处。

一郎二子散　治诸虫。

槟榔五个，切片，锡灰炒　榧子十个，去壳　使君子去壳，二十个

上共为细末，每服大人二钱，小儿一钱，或五分，空心用蜜水调下。每月初一日起，至十五日止可服，虫头向上；如十六日，虫头向下，不可服。

夜安一粒金　治小儿夜啼，立安。

牛黄生者，三分，　研极细，用乳汁调灌咽下，仍将小儿脐下写一田字，效验。

神仙万亿丸 敕封通微显化真人。

朱砂 巴豆去壳 寒食面清明前一日，用白面二两，酒和捏成饼，包干面在内，蒸熟，收起阴干，至端午日取开，将面用酒和稀，重汤蒸成稠糊听用。以上三味，各秤净末五钱。

上先将朱砂研极细①，即将巴豆同研极细，却以寒食面、好酒打成糊，入药中，仍同研百余下，丸如黍米大。每服三五七丸，看病加减，照后引下。

感冒风寒，姜葱汤送下出汗。

内伤饮食，茶清送下。

心痛，艾叶煎水，入醋少许送下。

伏暑热，冷水送下。

心膨气胀，淡姜汤送下。

霍乱吐泻，姜汤送下。

痢疾，空心茶清送下。

肚腹疼痛，热茶送下。

小儿急慢惊风，薄荷汤送下。

一切病症，茶清送下。

---

① 细 原作"烂"，据《珍本医书集成》改。

卷四 宁集

痈 疽

一枝箭 治诸般肿毒恶痛不可忍者。

白及 天花粉 知母去毛 牙皂 乳香 半夏 金银花 穿山甲酥炙 贝母去心

上锉，每一剂各一钱五分，酒二钟，煎一钟，温服，汗出即愈。

感寒失于表解，流成便毒痈疽，往来寒热甚艰危。独活生芪①，归尾要真，金银花穗，大黄酒炒②甚奇，穿山甲要炒成珠，利下脓血即愈。

黑白散 专治一切痈疽发背，无名肿毒，医所不识者，并皆治之，神效。

牵牛黑白者，各一合，用布包捶碎，好酒一碗，煎至八分，露一宿，温热服。大便脓血为度。

朱砂解毒丸 治一切恶疮，走胤无形，并皆治之，若人不能服药，心中霍乱，不省人事，撬开牙关③，舌

---

① 芪 原作"黄"，据《珍本医书集成》改。
② 炒 原作"炊"，据《珍本医书集成》改。
③ 撬开牙关 原作"撬关牙开"，据《珍本医书集成》改。

尖贴一丸，汗出为度，其效不能尽述。

朱砂一两　龙骨五钱　雄黄少许

上三味，蟾酥为丸，如绿豆大，轻者五七丸，重者九丸，或十一丸，冷水送下，或舌尖上贴之，汗出为度，大有神效。

溃脓散　治贴骨痈，无名肿毒。

当归七钱　穿山甲炙，七钱　大黄五钱　白芷二钱　乳香　没药各一钱　僵蚕炒黄，二钱　甘草节一钱半

共为细末，每服三钱，好酒送下，行一二次肿毒消。

治一切无名肿毒，痈疽发背等疮

用蒜掐断，擦患处，立消。

治痈疽发背，已溃未溃，如神

芝麻一碗，炒糊，入枯矾七钱，再炒，捣成饼，敷患处，三日一换。

夹纸膏　治以背溃烂者。

百草霜　壮人血余灰

上各等分，研细，腊月油烛泪化开，调为膏，摊旧柿油伞纸上，夹住，周围线缝，凉水浸之。先以温淘米泔洗疮净，贴药勒住。次日再洗疮洗药，翻过贴之。三次照前洗换，新药贴，渐愈。

千槌膏　治无名肿毒，及发背初起者，效如神。

赤杆蓖麻子四十九个　杏仁四十九个　黄丹一钱　软黄香二两　没药一钱　乳香一钱半　轻粉五分　麝香一分

上以端午日午时捣千槌，收磁器，绢摊贴。

追毒五香丸　治发背疔疮。

丁香　木香　沉香　乳香　没药　血竭各二钱　巴豆去皮净仁，三钱

上为末，然后入巴豆，同研极细，重罗过，以磁器盛之，黄蜡塞口，临用时以生蜜调一丸，如小黄豆大，新汲①井水送下，行三次疮即愈。又看疮势大小，药之多寡，若疮日久势大，药丸不过大黄豆大；若疮势新起，则丸药但如小豆大即可；若病势已急，口噤不能开，但得药下无不愈，乃用一大丸作二三五小丸灌之。此药旋用旋丸，不可预丸，积久而无用矣，神效。

瘰　疬

治远近瘰疬

麝香　黄丹　轻粉　乳香各一钱　斑蝥五钱，麦炒，去头足翅

上为末，每服一钱，鸡清调匀，入鸡蛋壳内，饭上蒸熟。鸡鸣时，汤瓶上嘘热，细嚼，饮汤送下。患自小便出，浅者见小便疼涩，下血块如小指；患深者下如鼠。已溃者用敷贴，旬日自干，永不发。忌三日不得用冷水洗面，手脚不许踏冷地，忌生冷鱼鸡，动风之物。

---

① 汲　原作“芨”，迳改。

治瘰疬

用猪肚去净勿洗，刮肤上极细嫩油一层，以葱蜜捣烂，上疮即溃，蚀旧干，生新肉。

又方 已破未破皆可。

以男左女右，搦拳后纹尽处，豌豆大艾炷，灸三壮，三四日愈。

又方

用五倍子末，醋调贴敷。如已破，以蜜调敷硬处。消肿软坚。

治瘰疬老鼠疮

猪悬蹄，烧存性为末，每服三钱，黄酒送下，一服立消。

治项瘰疬

斑蝥四十九个，去头足翅，糯米炒　白槟榔一个　麝香五分
硇砂一钱

上为末，用鸡清二个，调前药入壳内，绵纸封固，坐饭蒸熟，取出晒干为末，平明酒送下七分。觉小腹疼痛，炒茼麻子末五分，没药五分，茶三口送下。服药后打下恶物，如豆如鼠，病尽。忌生冷。

琥珀散　治瘰疬。

滑石一两　白芷一两　斑蝥二钱　琥珀二钱　僵蚕一两
枳壳五钱　甘草三钱　赤芍五钱　黄芩一两　木通七钱
柴胡五钱　连翘七钱

上锉，一两，水煎服。

疔　疮

治疔肿

掐头去白水，以葱白共蜜捣，贴，效。又以此贴无名肿毒有效，惟要捣粘。

又方　治疔。

门枢下土取来，勿令人知，以独蒜切蘸，擦疮顶，立消肿。

治疔

雄黄　朱砂　棺钉锈各等分

上为末，将疮挑破，量上药掩口，绵纸贴，留顶有效。

治误食瘟牛肉生疔背疮

白头蚯蚓八九条擂，酒滤，用其渣，贴在四围患处，可留头出气。

治疔疮如神

用杏仁切下少许令平，蘸溏鸡粪，安坐于疔头上，痛即止。

夺命丹　治无名肿毒，疔疮发背，小儿急慢惊风，及疽疮、伤寒阴症。

朱砂五钱　雄黄五钱

上为末，以蟾酥为丸，如菜子大。每服三丸，葱酒下，取汗为效。

又方 治疔。

取芭蕉根研，生酒服。

便 毒

神异散 治鱼口便毒疮。

金银花 天花粉 木鳖子各一钱 甘草三两 连翘
黄芩各八分 山栀子七分 穿山甲二钱 皂角刺三钱 木香
五分 大黄三钱

上锉，水酒煎，空心温服。

治便毒极效方

当归尾 金银花 赤芍药 天花粉 白芷各一钱
穿山甲二片 木鳖子十枚 大黄三钱 僵蚕炒，六枚 芒硝
二钱

好酒二钟，煎一钟，连药罐露一宿，五更热服，厚
盖①出汗，利一二次即愈。硝黄待群药煎将熟入，二沸
用。

下 疳

治下疳如神

官粉煅，一钱 冰片三厘

---

① 盖 原作"益"，据《珍本医书集成》改。

上研末，搽上立已。

治下疳溃烂立效

珍珠烧存性　片脑　血余烧成灰　人指甲　脚指甲烧成
灰

上各等分为末，搽患处。

治下疳

皮硝一碗　乳香　雄黄　孩儿茶各五分

上入小坛内，外用牛粪火焯热坛，其硝自化，熏
之，晚上使以心口凉为度。

治疳疮方

轻粉五分　密陀僧五分　没药五分　川黄连二钱，净去须
上土　川黄柏二钱，去皮　飞过黄丹五分

上六味，研细末和匀，先将米泔水，务要洗净脓血
水见肉，然后用药末，微微薄薄散上，一日洗二次，上
药二次，神效。

鱼　口

金蟾膏　治未成鱼口横眼，疙瘩疼痛难忍。

大虾蟆一个，剥去皮，另放后用　大葱白三根

上将虾蟆身连肠及葱捣一处如泥，敷在肿处。
用虾蟆皮盖覆膏上，经宿即消，神验。

子花煎　治鱼口疮。

槐子五钱　穿山甲微炒，三钱

上用无灰黄酒半碗，水半碗，煎至半碗，空心热服，即愈。

治鱼口疮方

大黄火炮　僵蚕去丝嘴,炒　穿山甲黄土炒黄色　五灵脂

上四味各等分。共为细末。每服三钱，黄酒送下。即时吃二三服，便脓血即退，效。

杨　梅　疮

杨梅疮方　已发未发者，皆可服之。

土茯苓二两　金银花　皂角刺　归尾　白芷　白鲜皮　薏苡仁　防风　荆芥　木瓜　木通　连翘　羌活以上各一钱

上用白酒二碗，水二钟，煎至一半，去渣，不拘时温服，五七日效。

治杨梅疮

土茯苓四两　金银花五钱　雄猪肉半斤

上用水五碗，入药同煮烂去药，将肉同汤吃饭，一服。食七服，七日效。忌醋、牛肉、烧酒、茶、房事。

治顽疮

乳香　没药各二钱　雄黄一钱半　牙皂五钱　苦参五钱　土茯苓干用一斤,鲜用二斤

上用好黄酒十斤，入坛，下锅煮三炷香。每日三服，各二三钟。如能饮，一醉即止疼。

治筋骨病　用过轻粉者。

黑铅三钱，化开，　以好麻二钱作刷研，铅汁务要汁干为度。取土罗细末。

穿山甲五分，末，炙黄　乳香五分　没药五分　水银三分半，铅死

上共研，生蜜和成一丸，以麻黄煎酒送下，出汗愈。

治天疱疮疼痛三五日即好

轻粉三钱　朱砂　雄黄　乳香　没药以上各五分　孩茶五分

上为细末，每服一钱八分，三贴，黄酒送下，共分忌油腻物三七日。

玉粉散　治天疱顽疮，效。

南京官粉一两，火烧黄色，研细末。每服二三钱，温烧酒调下。

五宝仙丹　治天疱顽疮，杨梅溃烂，经年不愈者。

珍珠一分半　琥珀一分半　片脑一分半　朱砂一分半　滴乳石三分　飞面炒过，三分　土茯苓十二斤，每一日用一斤，煎汤十二碗，一日要饮尽，不可用别汤水，日日如此，服尽此十二贴为愈。

上为细末，分作十二贴，每服一分，土茯苓汤调下，空心服，治病于后。

一种腹内受患，口臭，不能饮食。

二种流穿烂肉，骨出痛甚。

三种皮不损，自然肉痛，年久眠床，误作疯气疾治①。

四种发牛皮癣连肉遍身，不识错认作大麻疯治。

五种发手足癣，千重万重，或好或发。

六种发黑紫色遍身，头痛，四肢及水道、谷道烂。

七种红色满面，及面各旺处发疮。

八种发白色斑癣，及手足、四肢等处。

九种原生疳疮未服药，尚存余毒，及延小儿，原产胎毒，多人不识，误作异疮治，不应验。

治筋骨疼痛顽疮不愈甚效

乌药一钱二分　当归　细辛　陈皮　麻黄　甘草　荆芥各五分　川芎　良姜　青皮　枳壳　薄荷　白芷　知母各四分　桔梗四分　川乌　草乌　乳香　没药各三分

上锉，一剂，酒水煎。生姜三片，葱一根，煎服。忌生冷油腻之物。

治杨梅疮妙方

轻粉一钱二分，用铜杓炒黄色　尘壁土五分　槐花末一钱　乌药八分，瓦罐内煨过，生二分

上共为细末，杵饭为丸，均作六十三丸。每服三丸，日进一次，酒送下。忌茄子、牛肉。

---

① 治　原作"烂"，据《珍本医书集成》改。

臁　疮

治臁疮膏　臁疮裈口风，效。

香油半斤　黄蜡一两，夏加五分　定粉一两六钱，研细末
桑皮纸厚者二半张

用铜器将香油入内，以火煨热，下蜡慢火熬，如桐油色，入粉末，以箸频搅沫起，熬至沫落，搅视微清沫不粘箸，将纸剪成方，用纸钉锭了，后入锅内蘸干油，去火毒三二日，将疮用葱、椒、槐条、茄根煎汤净洗，用瓢绢拭干，将药纸贴患处，上用油单纸拴盖着疮处。药贴一日揭去一张，不十张痊矣，极效。

神效臁疮方

黄香　黄蜡　猪脂油各五钱

先用黑碗火上将油化开后，入蜡、香溶匀取出，连碗坐凉水内，待冷听用。将疮米泔水洗净，油伞纸摊药，与疮一般大小，火上烘热，贴于患处，每日换三遍，以绢帛紧住，二十日痊。靴袜及一切发物不忌。

疥　疮

擦疥方

用鸡子清同香油入铁杓内煎三沸，冷定火烤，抓破涂上，土坑上睡即好。

又方

蛇床子、大风子同为末，油调擦，一宿即瘥。忌发物。

吕祖苦参散 专治风癣疥疮。

石菖蒲一两，九节者 威灵仙一两 胡麻炒，一两 川芎一两 苦参四两 荆芥 甘草各一两

上七味共为细末，每服三钱，好黄酒调服，三次愈。

天棚散 治疥癣诸疮神效。

干瓦松经霜者，烧灰研末，不拘多少，用鸡蛋黄煎取自然油，调搽患处。

治疥癣坐板血风痛痒神方

大风子去壳，四十九个 蛇床子三钱 木鳖子去壳二十个 川椒二钱 枯矾二钱 轻粉一钱 水银一钱 潮脑一钱

上为细末，柏油捣匀，先将椒艾汤洗令净，待痒抓破，擦药大效。

治疥内消散

硫黄一二钱，细嚼，烧酒送下。

熏疥如扫

银朱 雄黄各一钱 木鳖子一个 好撺香一钱 艾叶三钱

上五味为末，以纸卷条，阴阳瓦盛，熏二腿腕，以被盖之，留头面在外，先以布包裹二便。

治疥癣癞疮

人言末一钱，放锅内，入硫黄一两，化开取出为末，用香油炒葱拌前药，入绢帛包擦患处，次日又入油又擦。

癣　疮

治风癣

巴豆炒　草乌烧存性　皂角如上　人言少许

上共为细末，干则香油调敷，温则干掺之。

治牛皮癣极痒抓破烂

牛角爪烧存性为末，香油调搽，立效。

治疥癞风癣脓血诸疮毒煎药

归尾一钱半　赤芍　黄芩　黄连　黄柏各一钱　大黄三钱七分　防风八分　木鳖子去壳，一个　金银花　苦参各一钱二分

上锉，用酒水各一钟，煎至一钟，后下大黄，煎三四沸取起，露一宿，五更服。肠风脏毒下血，去木鳖加槐花一钱。

治癣疥老鼠疮蝼蛄等疮

水银　铅各一钱，将铅化开，入水银，冷定为末，听用　木香一钱　归尾　栀子　黄芩　朱砂各二钱　阿魏五分　安息香三炷　连翘二钱

上为末和匀，加熟红枣捣丸弹子大。每用一丸，瓦上搁火，将药放火上烧，烟起口吹，以待烟尽为度。重

五丸轻三丸。

治癣方

枯矾　狼毒各一两　硫黄少许　斑蝥三钱

共为末，芝麻炒糊色，口嚼成膏，量疮大小贴上，用布绢包住。脓癣去矾。

川槿散　专治一切顽癣。

大斑蝥七个，或小用十个，去头足　巴豆五个，去油　川槿皮为末，三钱

上三味，共为细末一处，用酽醋调搽，稍时作痛起泡，泡落即愈。

烧　疮

治烧疮

苦葶苈、芫花捣为末，杏仁四十五个烧存性，捣一处，香油调搽。

治烧疮

白矾在杓内化，入信一钱，一并在内滚，矾枯干取出，用矾研细，洗疮净，散即干，几次[1]全好。

乌龙膏　专治头发内生白顶疮。

伏龙肝即灶心土，研末，五钱　飞过白晋矾五钱

共研极细，用灯窝香油调敷患处，搽不过三五次，

---

[1]　次　原脱，据《珍本医书集成》补。

其发复生如黑漆。

瘊疮方

用猪外肾捣烂，去筋渣用，先用花椒、细茶熬水洗净后，将搽上封固，一七日自愈。

治瘊疮

用香油　黄香　轻粉　头发

上入锅熬，得不稀不稠，将疮用苦楝根水洗净，只搽一遍除根。

瘢　风

治紫瘢风

硫黄一两，醋煮一日　海螵蛸二个

上共研为末，先浴，后以生姜蘸药，热搽患处，须谨风少时，数度断根。又以知母磨醋搽亦妙。

治白瘢风

茄子一个破开，入人言一钱于中，煨熟取去人言，以热茄搽之即消。

厉　风

厉风疮

乳香　没药　丁香　揮香即安息香　水花硃　麝香
蜈蚣　白花蛇　看谷老各一钱

上九味为细末，黄蜡二两化汁为丸，化作十丸，男左女右握之。未用之先，早服天花粉汤，或柴胡汤，晚吃羊肉烧酒发之，或次日早用羊肉酒亦可，方以药握之三炷香，出汗。

诸　　疮

绵花膏　治诸疮。

香油四两　　鸡子五个，煮熟去白留黄，入油煠紫色　黄柏五钱，去粗皮入油煠褐色，绵纸滤过，再入锅内，下黄蜡四钱，倾碗内，坐水盆，入麝香少许　乳香　没药　孩茶　轻粉　雄黄　蟾酥　片脑　血竭　任意再加。

治肿毒

鸡子油加头发、黄蜡些须，量用黄丹试熬贴，每用一个即消。

治暴起疮肿如烧，半日串身

雄黄五分　没药五分

共研极细，入油熬一二滚，取下放将冷，下鸡子清调匀，治热疮神效。

治风疮各样烂疮

香油四两　　鸡子二个，清黄俱用，熬枯灰，碾为极细末，入油亦好　硫黄一两，为细末　雄黄三钱，为末

共油搅匀搽疮，鸡子扫。

吹肿毒方

一根柱，两根柱，北方真武玄天柱　疼也住，肿也住。谨请南斗六星，北斗七星，吾奉太上老君，急急如律令。

吹疮法

日出东方，赤赤央央，金童盛水，玉女焚香，先请天神，次请先王，来禁恶疮。谨请南斗六星，北斗七星，吾奉太上老君，急急如律令。

治头疮并黄水疮

细茶二钱　银朱一钱　水银五分

先将茶捣，次加二味捣研，不见星，散搽，一宿虮净，疮自然好。

龙凤膏　治一切恶疮。

凤凰壳即出鸡蛋壳，不拘多少，微火炒黄色为细末，入蚯蚓粪末二味等末，用腊月猪脂油调膏，敷疮即愈。

红玉散　专治头面黄水到处生疮。

官粉二钱　黄丹五分　拢过松香五钱

共为极细末，干掺患处。如疮结痂，用香油调敷，神效。

二仙扫痱汤　治伏热遍身痱痒。

枣叶一升　好滑石末二两

用水数碗，共合一处，熬二炷香，承热浴洗，二三次即愈。

点疮顶方　治无名肿毒，日久不破者。

用葛条烧灰，点在疮顶上，就破，奇效。

治恶疮出汗方

飞过白矾一钱　干姜一钱

共在一处，为细末。每服二钱，黄酒下，汗出有效。

大黄五钱　枯矾　皮硝各二钱半　榆皮四两

上为细末，凉水调敷患处。

治诸毒疮

大黄一两　僵蚕五钱　皮硝一撮，或五钱

上共为细末，每服三钱半，空心用滚白汤送下。

治诸般肿毒疮疖

凡大人小儿妇女，偶生肿毒，于未成脓之先，剉鹿角末一钱，用滚白酒调服，量疮上下服之，经宿即成脓，无脓则肿自消，毒自解，神效。

杖　　疮

棒疮　疗了①用此药贴。

黄蜡一两　猪脂油一两　汞二钱

三味共捣一处，作饼覆疗处，以油纸绑住，鲜血出为度，去此药洗净，收之仍可用。另贴棒疮膏生肌肉。

又方

黄蜡　猪脂各一两　汞二钱　孩茶一钱　大麻子四十九

---

① 了　疑为"起"。下页肉红膏即作"棒疮起疗"。

粒　片脑三厘

共捣成膏，作一拕，临用置油纸于刀鏊，乘热将药
一擦，即摊成膏，贴。

肉红膏　贴棒疮起疔止疼。

猪脂油二两，炼去渣　黄蜡一两，入一处化开　银朱五分
花椒末一钱

上调匀，用纸摊贴。

折　伤

接骨方

用粪屎内瓦子煅红醋浸，以此七次为度，一两　甜瓜子三
钱，炒过为末

共一处匀，每服三钱，好酒送下，立止。

接骨立

天花粉　瓜蒌仁各五钱

共为细末，三服，用点香一炷。先以黄酒热调三钱
三分；香尽三分之一，再服一服如前；香点余三分之
一，服尽第三服，亦如前。至一炷香尽，觉接患处有
声，其痛止，次日全好如常。

又方

古文钱大者醋淬碎　乳香　没药各五钱　轻粉一分

上为末，酒糊丸服，酒调亦可。

又方

蟹焙焦黄为末，黄酒调服，接骨时学响出汗止疼。

接骨方

土鳖一个，焙干　巴豆二个　半夏二个　乳香一分　马包即灰包，烧灰存性，一钱

共为末，每服一二厘，黄酒送下，日三服，出微汗其骨止疼。忌盐醋。

抵金丹　治跌扑伤损，闪扭骨窍等证。

蚕沙　绿豆粉炒黄，各四两　枯矾二两四钱

上为末，酽醋调敷患处，厚纸贴之，绢布缚绑之，换敷三四次，效。忌产妇房事。常饮黄酒，通和血脉，妙。

筋断骨折痛不可忍

硼砂一钱半　水粉　当归各一钱

上为末，每服二钱，苏木汤调服，仍时饮苏木水，立效。

当归补血汤　专治打伤，血气不足，神效。

红花五钱　黄芪　当归　独活以上各一两　有风加羌活一两

水一钟，煎服，忌风。

神仙接骨丹　治跌打伤损，皮烂骨折，疼痛不可忍，十分危急。此仙传方也，秘之。

小儿胎骨火烧，醋淬七次，为末听用。

上部末药

小川芎　白芷　升麻　当归　蔓荆子　茯苓

上切片焙干，共为细末，秤服七分。

外加黄荆子炒乌色，研为细末三分，二样共一钱，再加接骨丹五分和匀，用老酒调，食后送下。一日服二次，葱头过口。

中部药方

当归　芍药　茯苓　黄芪　甘草　生地黄　秦艽　白芷　陈皮　白术　血桲梗

上切片焙干，共为细末，加黄荆子末五分，再加接骨丹八分和匀，老酒调，食后送下。一日服二次，生姜过口。

下部药方

当归　芍药　牛膝　木瓜　防己　片姜黄　羌活　独活　白芷　陈皮　防风　海桐皮　秦艽　铁线藤　千年矮　血桲

上切片焙干，共为细末。服一钱五分，加接骨丹一钱和匀，老酒调，食前送下。一日服二次，用葱头过口。

打伤疼痛

用久尿处砖瓦，洗净烧红，放在醋内，五七次取出为末。每服三钱，黄酒送下。

破 伤 风

治破伤风

一对蜈蚣半两芽草乌尖也，

三钱白芷共天麻，

七个全蝎一处研，

死在阴司也还家。

先嚼葱头二指咽下，以药一字，黄酒一钟送下。

治破伤风

手指甲，用壮盛人者，灰水碱水洗净，香油煠黄为末，每服三钱，黄酒调下。

治破伤风及风犬伤

用胡桃壳半个，填人粪满，用槐白皮衬扣伤处，上用艾灸之，若遍身臭汗出，其人大困即愈。远年者，将伤处如前灸之。

立效散　治破伤风槐花酒亦妙。

雄黄　香白芷各等分

上锉，黄酒浓煎服之。如牙关紧急者，灌之即活。

腋　　臭

治阴汗鸦臭两腋下臭不可与人共行

白矾　密陀僧　黄丹各一分　麝香一珠

上于乳钵内，研如飞尘，以醋于手心调药末，搽腋下，经两时辰许，却以香白芷煎汤洗之，一日用一次。

治腋臭神效

密陀僧四两　枯白矾二两　轻粉三钱

上为细末，频擦两腋下，擦至半月见效，半年全愈。

治腋气神妙不可尽述

用活田螺一个，以好麝香少许，放于田螺内，却埋放于露地上，不可雨打，七七四十九日取出，看患处洗净拭干，用墨涂之，却再洗看，有黑处是窍子，用田螺汁点两度即愈。

治体气

用蜡胭脂搽在腋下，待一时看黄处，灸二十一炷。过三日，食干姜汤神效。

汤　火

治汤烫火烧

柏叶为末，搽患处。如疮干者，香油调敷。

又方

大黄为末，凉水调敷。或栀子为末，鸡子清调敷。

大方

大黄为末，凉水调敷，三钱有效。

又方

无名异为末，鸡子清调敷。

治火疮止痛

乳香为末，鸡子清调搽。

治火疮流水

犬油搽上即止。

缘白散

治汤火烧,疼痛难忍。

苦参不拘多少为末,香油调搽。

治油火疮

面和栀子末,油调敷。

虫　兽

蟾酥丸　专治蝎螫①,牙疼痛。

麝香　雄黄　蟾酥　草乌　黄蜡　胡椒各一钱

上六味共一处,将蜡化为丸,绿豆大,牙疼,蝎咬,涂之。

如圣散　专治蝎螫眼病。

片脑　白矾各四厘　火硝三厘　胆矾二厘半

上四味为细末,点眼效。

又方

潮脑一钱　蜗牛不拘多少

共为细末,涂之神效。

又方

青黛　飞白矾各等分

共为细末,男左女右,点眼,泪出即愈。

---

① 螫　原作“子”,迳改。

胆矾锭子　专治蝎螫疼痛。

白矾二钱　雄黄　蟾酥　胆矾　乳香各一钱

上五味共为细末,用水化皮胶为锭子,若蝎螫搽之即好。

风犬方

黎花斑蝥七个，去翅足，微焙黄色，温黄酒送下，汗出即愈。忌见风及人惊。

治疯狗伤人方

斑蝥七个去足翅,虾蟆去①五脏,用江米一撮,砂锅片上炒黄色令干,各另研收,用时方合一处,黄酒送下。

凡疯狗咬伤人

本人散发眠在板凳上,用井中凉水泡发,如水温时,再换水泡,三个时辰,发上寻有红发者去之,自然无毒即好。

禁蝎子法

上方金鸡叫,下方叫金鸡,我会错蝎法,错了便不疼,青州有青蝎,便把吾郎螫,螫一螫,化成一点血。谨请南斗六星,北斗七星,太上老君,急急如律令。正月初一日半夜受法,休令人知,人知则不验。

金　疮

撮合山　治破伤、刀刃伤、箭镞。

---

① 去　据《珍本医书集成》补。

降香三斤　片脑　珍珠各二钱　龙骨　白芷　孩儿茶各二两

用腊脚醋调合，加陈石灰四两，阴干为末，上患处。

冰片散　治伤手疮如神。

片脑二分　孩儿茶一钱二分

共为细末，掺于患处。

治金疮止血速瘥

炒石灰和鸡子白，丸弹之大，炭火煅赤，研末敷之。

金疮血不止

以血竭末敷之，立止。

骨　　鲠

治鱼刺方

山楂一味，煎滚，先入鱼刺化之，即温服，速化如神。

治刺在肉中不出

研蛴螬汁敷，立出。

治医人折针肉中

以鼠脑涂之，出。

治鱼鲠

取橄榄核为末，流水调服，愈。

咒骨鲠

吾从西来，铁背夜入，入吾喉中，化为粉碎。谨请南斗六星，北斗七星，急急如律令。掐剑诀，一气七遍。

治骨鲠

用香椿树子，不拘多少，阴干，每用半碗许，擂碎，热酒冲调服之，良久即连骨吐出。

救　急

救急方　治缢死颏下筋脉犹动者。

半夏　南星　珍珠

为末，吹鼻内，口出痰涎即苏。溺死，以尿包吹起，以一管节口入肛门，嚏气入攻出水来，用几次可苏。

救死方

半夏细辛为细末，嘘鼻时下遇神仙。

救溺死方

凡人溺死者，以鸭血灌之可活。

通　治

雄黄解毒丸　治诸症神效。

雄黄　郁金各一两　巴豆去油，炒焦，八钱　乳香　没药各二钱

上为细末，醋糊丸，如绿豆大，朱砂为衣。每服五
七丸，随引下。疔疮数日，毒气入内，服之即效。

心下疼，艾醋汤送下。急心疼，艾汤送下。缠喉
风，茶汤下，吐痰为妙，不吐者再服。人暴死，但心头
有热，灌下即活。发热，白汤送下。气不顺，木香汤送
下。蛇伤，雄黄水送下。诸般肿毒痈疽，小儿急慢惊
风，黄酒下，无不取效。疯犬伤，斑蝥七个炒，防风汤
送下。身浮肿，荆芥艾汤送下。喉痹，薄荷汤送下。遍
身疼，乳香汤送下。妇人经脉不行，红花汤送①下。头
风疼，川芎汤送下。口眼喎斜，麻黄汤送下，肚腹膨
胀，香附汤送下。痄腮，芍药汤送下。痢疾，甘草汤送
下。疟疾，井花水送下。产后诸病，皂角汤送下。汤伤
食伤，盐汤送下。赤白带下，好酒送下。腰脚痛，当归
酒送下。半身不遂风证，用姜十片，枣十枚，葱十根，
绢袋盛入罐内，煮酒送下，日三次，缓即浸酒亦可。春
三夏一，秋五冬七日。小儿亦可用。

　　一粒金丹

沉香　　木香　　血竭各一钱　　牛黄　　狗宝各五分　　鸦片
一钱五分　　麝香二分　　朱砂为末

上共为末，用头生小儿乳汁为丸，如黄豆大，朱砂
为衣。每服一丸，舌里押之，先嚼梨汁送下。

一粒金丹太上留，能医万病解人愁。吐血吐脓如捏

去，咳嗽气喘当时休。胸膈膨闷立宽快，噎食虫症即时瘳。妇人室女月经闭，胎前产后不须忧。

　　十仙夺命丹　治梅核气，膨胀气块，冷心疼，经脉不通，食积气积冷积。

　　三棱　莪术　木香　沉香　丁香　没药　川芎　苦葶苈　皂角　巴豆槌去油

　　上各等分，为细末，枣肉为丸，如樱桃大。每服一丸，空心凉水送下。

膏　　药

　　神仙太乙膏　专贴打扑伤损，遍身疼痛，一切痈疽，恶疮疥癣，及筋骨疼痛，如神。

　　黄柏　防风　玄参　赤芍　白芷　生地黄　大黄以上各五钱　血竭三钱　当归八钱　肉桂三钱　槐枝三十寸　柳枝三十寸　桃枝三十寸

　　共合一处，用真麻油四斤浸药，春五夏三，秋七冬十日，用桑柴火熬，令油褐色，滤去渣，再熬，油滴水，或朱下淘，炒过黄丹二斤，搅千余遍，待冷入地埋三日，去火毒，摊贴。

杂　　方

　　噙化上清丸　香口生津，止痰清热，宁嗽清头目。

五倍子打碎，去内末，净一斤，为细末，用水白酒曲二两亦为细末，二味合一处令匀。却将细茶煎卤，冷和二味，如烙饼面样。放磁盆内，上用磁拌盖严，放木桶内。上下周围俱铺瓢草，口间上用草拍盖住。次日验看，发动作热，用棍动①，仍旧盖住，看盖上有水擦净。如此一日二次，看、搅、擦水。至二七日尝之，其味凉甜为止。后合法前制中煎，乘湿加南薄荷三两，白硼砂二两，砂仁焙、甘松焙、玄明粉各为末五钱，将前共为一处，用梨汁熬膏，捣和为丸，任意噙化。加片脑尤妙。如无梨汁，用柿霜白汤和之亦可。

鸡苏饼子

柿霜　白糖霜各四两　冰片三分　南薄荷净叶三两，冷水洗，晒干　白葛粉一两　乌梅肉晒干，二两半　好檀香二钱白官硼五钱

上为细末，入好片脑三分，再研末，炼蜜为丸，如樱桃大，捏成饼子，每一丸噙化。

香茶饼

细辛四两　葛花　沉香　白檀　石膏　硼砂各一两薄荷二两　孩茶五钱　乌梅五钱　百药煎五钱　白豆蔻一两片脑一钱

上为细末，甘草膏为丸，捏饼噙化。

沉檀香茶饼

---

① 动　疑为"搅"。

檀香一两五钱，为末　沉香　芽茶　甘草　孩茶各一钱
百药煎二钱　龙脑量加

上用甘草膏为丸，豌豆大。每用一丸，嚼化。捏作
饼亦可，以模印花样亦可，任意为之。

香身丸　入酒壶，名共殿香，又名一座香。

白豆蔻四两　木香二两　檀香　甘松各一两　广零陵
香一两半　丁香七钱半　白芷　当归　附子　槟榔　山奈
甘草炙　益智　桂心以上各五钱　麝香少许

上为极细末，炼蜜同酥油或羊尾油，于石臼捣千余
下为丸，如黄豆大，每用一丸嚼化。当日口香，后身亦
香。久服治男女秽气，心腹疼痛，胸膈不利，痰症诸
疾。又用一丸，投酒中，自然香美。名共殿香。

硼砂丸　治口臭，口干，口舌生疮。

硼砂二两　风化马牙硝四两　片脑　麝香各一钱　寒
水石飞，煅，十两

上为极细末，熬甘草膏和丸，如桐子大。不拘时含
一丸，咽津，妙。

透顶香

片脑一钱　麝香五分　硼砂三钱　薄荷二钱

上为极细末，熬甘草膏为丸，如桐子大，朱砂为
衣。每用一丸，嚼化。

洗香丸

孩儿茶一两一钱三分　上好细茶一两　砂仁一两三钱　白
豆蔻三钱三分　沉香七分　片脑二分　麝香五分

上为细末，甘草膏为丸，如豌豆大。每用一丸，嚼化。

法制芽茶　清热化痰，消食止渴。

芽茶一斤，拣净，冷水洗，烘干　白檀香末五钱　白豆蔻末五钱　片脑一钱，另研

用甘草膏拌匀茶，将前三味散为衣，晒干，不拘时嚼咽。亦能解酒。

法制枸杞子　治虚烦，生津，益寿延年。

枸杞子甘州红者，半斤　白檀香末五钱　白豆蔻末四钱　片脑一钱，另研

亦用甘草膏同煎为衣。

莹肌如玉散（一方有白芷、天花粉一两）

楮实五两　白及肥者，一两　升麻白者，半两　甘松七钱　白丁香腊月收，半两　糯米一升二合，为末　连皮砂仁半两　山奈子五钱　绿豆八合，另用罗绢子罗，一料用一升亦可　皂角三斤，水湿，烧干再入水中，再烧干，去皮弦子可得二斤半，为末，另用罗子罗过

上俱为末，入糯米、绿豆、皂角末，一处搅匀，如常用之。

八白散

白及　白丁香　白僵蚕　白丑　杜蒺藜　新升麻用①白者佳，各三两　山奈子　白蔹　白芷各二两　白茯苓

---

① 用　原作“内”，据《珍本医书集成》改。

白附子各五钱

上为末，至夜津唾面上，明旦以莹肌如玉散洗之。

洗面沤子

茅香　藿香　零陵香　朝脑以上为细末，小袋盛之　加
梨核　红枣　享糖量加

小磁罐盛，滚黄酒浸之，旋添旋用。

香肥皂

藿香　甘松　朝脑　细辛各一两　猪胰　白芷各一两
肥皂去皮弦子，半斤

上俱为末，捣熟枣一两，为膏和丸，如干少加煮枣
汁，丸如弹子大，晒收用。

孙仙少女膏

黄柏皮三寸　土瓜根三寸　大枣七个

上同研细为膏，常早起化汤洗面，旬日后容如少
女。以之洗浴，尤为神妙。

杨太真红玉膏

杏仁去皮　滑石　轻粉

上三味等分，为细末，蒸过，入脑麝香少许，以鸡
子清调匀。早起洗面，后敷之，旬日后色如红玉。

省头香

茅香　山柰　荆芥　川芎　檀香　细辛　沉香　防
风　川椒　樟脑各一两　白芷　甘松　广零陵香　香附
子各二两

上为细末，掺头发内。

干洗头

甘松　川芎　百药煎　薄荷　白芷　五倍子　藿香
茅香　草乌各等分

上为末，不拘多少，干洗头发。

衣香方

茅香锉，蜜炒　零陵香各三两　香白芷　甘松去土，各一
两　檀香五钱　山柰七钱，面裹煨

上为细末，入麝少许和匀，以绢袋盛之。

造仙酒方

细面四斤干后称，糯米一斗熟软蒸，胡椒良姜三两
等，桂花细辛四两停，肥好杏仁五百粒，更兼磨麦半余
斤。诸药将来一处用，捣罗为末入瓮中，用纸密封瓮口
上，放在背后等消停。春夏七日冬半月，卯时方可得开
瓮，取出烂捣三千杵，时间丸作弹子形。每丸煎水二大
碗，药入瓮中自作声，不待一时便为酒，吃了延年更长
生。

造蜜林禽酒方

用糯米一升，煮米汤三五碗，止用米汤，饭吃之。
又用好烧酒三五碗，入米汤。次用木香、檀香、沉香、
藿香、白芷、砂仁、茴香各三分，入酒米汤内，用大壶
盛之，水煮一二时，再入蜂蜜半斤，箬叶封口，一时取
开，澄清就用。美味异常，亦能去疾，永为仙酒，顷刻
而成。

诗曰：此酒至神至圣，号为王母仙浆。留传世上与

人尝，服了神清气爽。善能调治五脏，又治满目睁光。曾将此酒献皇王，万两黄金陪赏。

黄酒省面方

糯米一斗　麦面一斗　绿豆面五升　蜂蜜二十四两　官桂二两　香附子二两　白芷二两　川芎二两

上为细末，搜和，干湿得宜，荷叶包，外用故纸再包麦楷，埋一七日取出，日晒夜露，成熟听用。每斗米，春秋八两，夏六两，冬十两。

金盘露

白酒曲四两　小枣八两，煮熟　白糖一斤　糯米一升
加香数味亦妙。

将米泡淘净，蒸熟冷定，将面糜四味和匀，用绢袋盛之，悬在烧酒坛内封固，三七日取出。若有浑脚，澄清可久。

兰陵酒方

白面八十斤　糯米面二十斤　沉香　木香各五钱　砂仁二两　当归一两　陈皮二两　杏仁四两　鲜姜八两　郁金五钱　花椒二两　白芷一两

上为末，和作曲，二十一日下吊，翻覆如常法。

香茶饼子

甘松　乳香　大茴香　砂仁　官桂　白豆蔻去壳　细茶　绿豆粉炒　薄荷　藿香　零陵香　川芎各五钱　儿茶四钱　木香　细辛　白芷　朝脑各一钱　山奈三钱　柿霜一两　麝香少许

大甘草一斤，锉，熬成膏，俱为细末，炼蜜和膏为丸，如绿豆大，每用一丸噙化。

玉露酒

薄荷叶五斤　绿豆粉　白砂糖各一斤半　天门冬去心，一两　麦门冬去心，一两　天花粉　白茯苓去皮　柿霜各四两　硼砂五钱　冰片二钱

用新盆二个，将薄荷等药层相间隔，著实盛于内，二盆合封固如法，不许透气，蒸五炷香。取出晒干，抖去群药，止用豆粉，复加白糖，柿霜、硼砂、冰片随用。此药诸疾痰饮，宿滞噎塞，气痞奔豚，膨胀，上喘下坠，乍寒乍热，头目晕胀，咽喉肿痛，不拘老少，并皆治之。不用引子，诸物不忌。

上清丸　化痰止嗽，清火生津止渴。

乌梅肉一斤，去核　薄荷八两　柿霜　砂糖各四两　石膏火煅，一两　粉草一两　冰片二分

上为末，乌梅捣为丸，如梧子大。每服一丸，噙化。

透体异香丸　专治五膈五噎痞塞，诸虚百损，五劳七伤，体气、口气、额气等症。初服一七，百体遍香。若常服，身体康健，壮阳滋肾，补益丹田，不可尽述。

沉香　木香　丁香　藿香　没药　零陵香　甘松　缩砂　丁皮　官桂　白芷　细茶　香附　儿茶　白蔻　槟榔　人参　各一两　乳香　檀香　山奈　细辛　益智　当归　川芎　乌药各五钱　麝香　朝脑各二钱　薄荷一两

先将大粉草半斤锉片，水煮汁去渣，将汁熬成膏，

将前药为末，炼蜜共膏捣和为丸，如芡实大。清晨噙化一丸，用黄酒送下。忌生冷，毒物解之。

肥皂方 专治粉刺、花斑、雀子斑，及面上黑靥，皮肤燥痒。此药去垢润肌驻颜。如年高得之，转老色如童子，似玉之光润，乃奇方也。

角子糯肥皂一斤十二两，去核 真排草一两五钱，如铁线者佳 绿升麻四两 白及五钱 楮实子二两五钱 白芷五钱 砂仁带壳，五钱 糯米半升，另研 绿豆五钱，另研 天花粉五钱 白丁香二钱半 杏仁一两五钱，去皮，研如泥 猪胰子五个，另研 甘菊花五钱 红枣肉去皮、核，一两五钱 零陵香五钱 大片脑 藿香各三钱 广木香三两 官粉一两半 梅桂七钱 南桂花一两半

上为末，加蜂蜜半斤，金酒一钟，量末均调，得所捣为丸，龙眼大。照常洗面，润开搽脸。久用斑滞自消，面如玉色。

人有百病

喜怒偏执是一病，忘义取利是一病，好色坏德是一病，专心系爱是一病，憎欲无理是一病，纵贪蔽过是一病，毁人自誉是一病，擅变自可是一病，轻口喜言是一病，快意逐非是一病，以智轻人是一病，乘权纵横是一病，非人自是是一病，侮易孤寡是一病，以力胜人是一病，威势自憎是一病，语欲胜人是一病，

债不念偿是一病，曲人自直是一病，以直伤人是一病，与恶人交是一病，喜怒自伐是一病，愚人自贤是一病，以功自矜是一病，诽议名贤是一病，以劳自怨是一病，以虚为实是一病，喜说人过是一病，以富骄人是一病，以贱讪贵是一病，谀人求媚是一病，以德自显是一病，以贵轻人是一病，以贫妒富①是一病，败人成功是一病，以私乱公是一病，好自掩饰是一病，危人自安是一病，阴阳嫉妒是一病，激励旁悖是一病，多憎少爱是一病，坚执争斗是一病，推负着人是一病，文具钩锡是一病，持人长短是一病，假人自信是一病，施人望报是一病，无施责人是一病，与人追悔是一病，好自怨憎是一病，好杀虫畜是一病，蛊道厌人是一病，毁訾高才是一病，憎人胜己是一病，毒药耽饮是一病，心不平等是一病，以贤唝嗃是一病，追念旧恶是一病，不受谏谕是一病，内疏外亲是一病，投书败人是一病，笑愚痴人是一病，烦苛轻躁是一病，摘捶无理是一病，好自作正是一病，多疑少信是一病，笑颠狂人是一病，蹲踞无理是一病，丑言恶语是一病，轻慢老少是一病，恶态丑对是一病，了戾自周是一病，好喜嗜笑是一病，当权任性是一病，诡谲谀佞是一病，嗜得怀诈是一病，两舌无信是一病，乘酒凶横是一病，骂詈风雨是一病，恶言好杀是

---

① 富　原作“妇”，据《珍本医书集成》改。

一病，教人堕胎是一病，干预人事是一病，钻穴窥人
是一病，不借怀怨是一病，负债逃走是一病，背向异
词是一病，喜抵得戾是一病，调戏必固是一病，故迷
误人是一病，探巢破卵是一病，惊胎损形是一病，水
火溅伤是一病，笑盲聋哑是一病，乱人嫁娶是一病，
教人捶挝是一病，教人作恶是一病，含祸离爱是一
病，唱祸道非是一病，见货欲得是一病，强夺人物是
一病，上为百病也。人能一念除此百病，日逐检点①，
一病不作，决无灾害痛苦，烦恼凶危。不惟自己保命
延年，子孙百世永受其福矣。

医 有 百 药

思无邪僻是一药，行宽心和是一药，动静有礼是一
药，起居有度是一药，近德远色是一药，清心寡欲是一
药，推分引义是一药，不取非分是一药，虽憎犹爱是一
药，心无嫉妒是一药，教化愚顽是一药，谏正邪乱是一
药，戒救恶仆是一药，开导迷误是一药，扶接老幼是一
药，心无狡诈是一药，拔祸济难是一药，常行方便是一
药，怜孤惜寡是一药，矜贫救厄是一药，位高下士是一
药，语言谦逊是一药，不负宿债是一药，愍慰笃信是一
药，敬爱卑微是一药，语言端悫是一药，推直引曲是一

① 检点　原作"点检"，据《珍本医书集成》改。

药，不争是非是一药，逢侵不鄙是一药，受辱不忍是一
药，扬善隐恶是一药，推好取丑是一药，与多取少是一
药，称叹贤良是一药，见贤内省是一药，不自夸彰是一
药，推功引善是一药，不自伐善是一药，不掩人功是一
药，劳苦不恨是一药，怀诚抱信是一药，覆蔽阴恶是一
药，崇尚胜己是一药，安贫自乐是一药，不自尊大是一
药，好成人功是一药，不好阴谋是一药，得失不形是一
药，积德树恩是一药，生不骂詈是一药，不评论人是一
药，甜言美语是一药，灾病自咎是一药，恶不归人是一
药，施不望报是一药，不杀生命是一药，心平气和是一
药，不忌人美是一药，心静意定是一药，不念旧恶是一
药，匡邪弼恶是一药，听教伏善是一药，忿怒能制是一
药，不干求人是一药，无思无虑是一药，尊奉高年是一
药，对人恭肃是一药，内修孝悌是一药，恬静守分是一
药，和悦妻孥是一药，以食饮人是一药，助修善士是一
药，乐天知命是一药，远嫌避疑是一药，宽舒大量是一
药，敬信经典是一药，息心抱道是一药，为善不倦是一
药，济度贫穷是一药，舍药救疾是一药，信礼神佛是一
药，知机知足是一药，清闲无欲是一药，仁慈谦让是一
药，好生恶杀是一药，不宝厚藏是一药，不犯禁忌是一
药，节俭守中是一药，谦己下人是一药，随事不慢是一
药，喜谈人德是一药，不造妄语是一药，贵能授人是一
药，富能救人是一药，不尚争斗是一药，不淫妓倡是一
药，不生奸盗是一药，不怀咒厌是一药，不乐词讼是一

药，扶老挈幼是一药。古之圣人，其为善也，无小而不崇；其于恶也，无微而不改。改恶崇善，是药饵也。录所谓百药以治之。

延年二十箴

　　四时顺摄，晨昏护持，可以延年。三光和敬，雷雨知畏，可以延年。孝友无间，礼义自闲，可以延年。谦光慈让，损己利人，可以延年。物来顺应，事过心宁，可以延年。人我两忘，勿竞炎热，可以延年。口勿妄言，意勿妄想，可以延年。勿为无益，常慎有损，可以延年。行住量力，勿为形劳，可以延年。坐卧顺时，勿令身怠，可以延年。悲哀喜乐，勿令过情，可以延年。爱憎得灾，揆之以义，可以延年。寒温适体，勿侈华艳，可以延年。动止有常，言谈有节，可以延年。呼吸精和，安神闺房，可以延年。静习莲宗，敬礼孔训，可以延年。诗书悦心，山林逸兴，可以延年。儿孙孝养，僮仆顺承，可以延年。身心安逸，四大闲散，可以延年。积有善功，常存阴德，可以延年。

劝 世 百 箴

　　父要严莫过，母要慈莫逆，子要孝莫慢，媳要顺莫逆，夫要刚莫懦，妻要贤莫妒，兄要友莫傲，弟要恭莫慢，内要和莫谤，家要富莫分，长要宽莫躁，幼要谦莫狂，亲要顾莫疏，友要益莫损，邻要睦莫争，人要长莫短，臣要忠莫佞，官要廉莫贪，吏要良莫欺，刑要威莫加，东要敬莫衰，客要礼莫失，师要严莫堕，学要严莫荒，士要志莫怠，农要时莫违，工要巧莫拙，商要回莫流，主要恩莫克，仆要勤莫走，天要听莫怨，命要安莫恨，身要惜莫轻，心要良莫丧，志要大莫小，量要洪莫窄，时要过莫望，名要扬莫隐，功要成莫废，道要明莫晦，德要修莫损，恩要报莫辜，仇要忘莫记，节要守莫坏，义要尚莫负，贤要重莫轻，愚要化莫弃，富要仁莫骄，贫要甘莫诌，贵要平莫严，贱要屈莫强，奸要除莫容，盗要诛莫放，诈要去莫学，冤要解莫结，论要息莫起，恶要殄莫纵，善要好莫欺，寡要惜莫辱，难要救莫论，饥要赈莫吝，尸要埋莫露，债要偿莫骗，借要还莫昧，势要丢莫倚，法要畏莫犯，舟要济莫难，路要通莫塞，桥要修莫毁，婚要择莫较，丧要哀莫忘，祭要诚莫亵，神要敬莫媚，邪要止莫信，银要真莫假，交要平莫欺，斗要官莫小，秤要平莫偏，物要惜莫枉，礼要有莫无，席要中莫费，用要俭莫奢，众要公莫私，事要忍莫生，言要谨莫妄，信要全莫爽，行要顾莫短，气要忍莫亟，理要顺莫越，性要直莫偏，情要厚莫薄，酒要节莫嗜，欲要寡莫纵，财要明莫苟，食要淡莫浓，衣要暖莫华，乐要为莫极，福要享莫尽，禄要重莫轻，寿要长莫戕。

上劝世百箴，乃人生日用之事，不论贫富贵贱，均为有益。倘能味而行之，则恶者善，而善者愈①善；愚者贤，而贤者愈贤矣，未必无小补云。

---

　① 愈　原作"愚"，据《珍本医书集成》改。

《中医经典文库》书目

一、基础篇

《内经知要》
《难经本义》
《伤寒贯珠集》
《伤寒来苏集》
《伤寒明理论》
《类证活人书》
《经方实验录》
《金匮要略心典》
《金匮方论衍义》
《温热经纬》
《温疫论》
《时病论》
《疫疹一得》
《伤寒温疫条辨》
《广温疫论》
《六因条辨》
《随息居重订霍乱论》
《濒湖脉学》
《诊家正眼》
《脉经》
《四诊抉微》
《察舌辨症新法》
《三指禅》
《脉贯》
《苍生司命》
《金匮要略广注》
《古今名医汇粹》
《医法圆通》

二、方药篇

《珍珠囊》
《珍珠囊补遗药性赋》
《本草备要》
《神农本草经》
《雷公炮炙论》
《本草纲目拾遗》
《汤液本草》
《本草经集注》
《药性赋白话解》
《药性歌括四百味》
《医方集解》
《汤头歌诀》
《济生方》
《医方考》
《世医得效方》
《串雅全书》
《肘后备急方》
《太平惠民和剂局方》
《普济本事方》
《古今名医方论》
《绛雪园古方选注》
《太医院秘藏丸散膏丹方剂》
《明清验方三百种》
《本草崇原》
《经方例释》
《经验良方全集》
《本经逢原》
《得配本草》
《鲁府禁方》
《雷公炮制药性解》
《本草新编》
《成方便读》

《药鉴》
《本草求真》
《医方选要》

三、临床篇

《脾胃论》
《血证论》
《素问玄机原病式》
《黄帝素问宣明论方》
《兰室秘藏》
《金匮翼》
《内外伤辨惑论》
《傅青主男科》
《症因脉治》
《理虚元鉴》
《医醇賸义》
《中风斠诠》
《阴证略例》
《素问病机气宜保命集》
《金匮钩玄》
《张聿青医案》
《洞天奥旨》
《外科精要》
《外科正宗》
《外科证治全生集》
《外治寿世方》
《外科选要》
《疡科心得集》
《伤科补要》
《刘涓子鬼遗方》
《外科理例》

《绛雪丹书》　　　　《医学从众录》　　　　《医理真传》
《理瀹骈文》　　　　《读医随笔》　　　　　《王九峰医案》
《正体类要》　　　　《医灯续焰》　　　　　《吴鞠通医案》
《仙授理伤续断方》　《急救广生集》　　　　《柳选四家医案》
《妇人大全良方》
《济阴纲目》　　　　　　　　　　　　　　　## 五、综合篇
《女科要旨》　　　**四、医论医话医案**
《妇科玉尺》　　　　　　　　　　　　　　　《医学启源》
《傅青主女科》　　　《格致余论》　　　　　《医宗必读》
《陈素庵妇科补解》　《临证指南医案》　　　《医门法律》
《女科百问》　　　　《医学读书记》　　　　《丹溪心法》
《女科经纶》　　　　《寓意草》　　　　　　《秘传证治要诀及类
《小儿药证直诀》　　《医旨绪余》　　　　方》
《幼科发挥》　　　　《清代名医医案精华》　《万病回春》
《幼科释谜》　　　　《局方发挥》　　　　　《石室秘录》
《幼幼集成》　　　　《医贯》　　　　　　　《先醒斋医学广笔记》
《颅囟经》　　　　　《医学源流论》　　　　《辨证录》
《活幼心书》　　　　《古今医案按》　　　　《兰台轨范》
《审视瑶函》　　　　《医学真传》　　　　　《洁古家珍》
《银海精微》　　　　《医经溯洄集》　　　　《此事难知》
《秘传眼科龙木论》　《冷庐医话》　　　　　《证治汇补》
《重楼玉钥》　　　　《西溪书屋夜话录》　　《医林改错》
《针灸大成》　　　　《医学正传》　　　　　《古今医鉴》
《子午流注针经》　　《三因极一病证方论》　《医学心悟》
《针灸聚英》　　　　《脉因证治》　　　　　《医学三字经》
《针灸甲乙经》　　　《类证治裁》　　　　　《明医杂著》
《证治针经》　　　　《医碥》　　　　　　　《奉时旨要》
《勉学堂针灸集成》　《儒门事亲》　　　　　《医学答问》
《厘正按摩要术》　　《卫生宝鉴》　　　　　《医学三信篇》
《饮膳正要》　　　　《王孟英医案》　　　　《医学研悦》
《遵生八笺》　　　　《齐氏医案》　　　　　《医宗说约》
《老老恒言》　　　　《清代秘本医书四种》　《不居集》
《明医指掌》　　　　《删补颐生微论》　　　《吴中珍本医籍四种》